Temas selectos
de salud pública:
REVISIONES
PANORÁMICAS

Zavala-González, Marco Antonio
(Compilador)

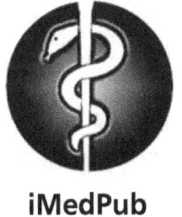

iMedPub

Título Original de la Obra: *Temas selectos de salud pública:*
revisiones panorámicas

Autores: Marco Antonio Zavala-González
María Angélica Alonso-Álvarez,
Alexis Chávez-Díaz,
María del Carmen Cortés-López,
María de los Ángeles Covarrubias-Bermúdez,
Isaura Matilde García-Hernández,
María del Pilar Gómez-González,
Gloria Patricia Velázquez-Mota

ISBN 13: 978-1518873225
ISBN 10: 1518873227

Diseño interiores y portada: Soledad Buil
soledad.buil@yahoo.com

Versión editada por: **iMedPub**
info@imed.pub
http://imed.pub/

Primera edición 2015

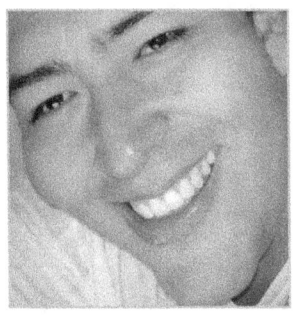

Zavala-González, Marco Antonio (Compilador)

Médico Cirujano, Diplomado en Investigación en Ciencias de la Salud con Tecnología Digital, Maestro en Educación y Candidato a Doctor en Ciencias de la Salud Pública. Becario del Consejo Nacional de Ciencia y Tecnología de México. Socio fundador de la Sección Académica de Investigación en Educación Médica de la Asociación Mexicana de Facultades y Escuelas de Medicina. Sus principales líneas de investigación son: antropometría neonatal, formación de recursos humanos para la salud, aspectos biopsicosociales del envejecimiento, epidemiología clínica en atención primaria y utilización de medicamentos en atención primaria. Autor de 46 artículos indexados en JCR/SCI Thomson Reuters, MedLine/PubMed, Scopus, SciELO, RedALyC e Imbiomed. Cuenta con 73 citas de 2007 a 2015 y un índice H de 5. Codirector de tesis de licenciatura y maestría. Profesor de metodología de la investigación, bioestadística y farmacología en la Universidad Juárez Autónoma de Tabasco y el Instituto de Ciencias y Estudios Superiores de Tamaulipas. Su actividad como investigador ha sido reconocida a través del nombramiento como Investigador Estatal de Tabasco, México. Correo electrónico: zgma_51083@yahoo.com.mx

Marco Antonio Zavala-González

María Angélica Alonso-Álvarez,

Alexis Chávez-Díaz,

María del Carmen Cortés-López,

María de los Ángeles Covarrubias-Bermúdez,

Isaura Matilde García-Hernández,

María del Pilar Gómez-González,

Gloria Patricia Velázquez-Mota

Becarios del Consejo Nacional de Ciencia y Tecnología (CONACYT) de México, adscritos al Programa de Doctorado en Ciencias de la Salud Pública del Centro Universitario de Ciencias de la Salud (CUCS) de la Universidad de Guadalajara (UdeG), en Guadalajara, Jalisco, México.

Índice

Prólogo

"Revisiones panorámicas" podrá mirarse como un título extraño para un texto de salud pública, pero no lo es. La salud pública es un área interesada en describir la distribución y causalidad de la enfermedad en poblaciones humanas, así como en evaluar la respuesta médica organizada para contender contra la enfermedad. La investigación en salud pública ha generado un cúmulo de conocimiento, teorías y metodologías para explicar la enfermedad y las respuestas sociales para enfrentarla. Esta obra, se ubica en esta intersección, la de la salud pública y su producción científica, al congregar ocho revisiones de la literatura.

El término "revisión de la literatura" alude a reunir en un mismo sitio el conocimiento previo generado y producido a partir de la investigación realizada en un área de la ciencia o sobre un tema en particular. Becker [1] en su libro dedica un capítulo a la revisión de la literatura titulado "Aterrorizados por la literatura", un título evocativo sobre lo difícil de relacionarnos con los autores quienes nos antecedieron en el conocimiento, pero de la importancia de revisar el conocimiento previo. Nadie está exento de conocer qué se ha producido en su campo de interés, y por eso Becker insiste en que "si sabemos lo que se conoce, incluso aquello existente antes de que naciéramos, entonces haremos un uso apropiado del conocimiento". Por eso revisar el conocimiento previo ha sido utilizado con tres finalidades: hacer buena investigación, tomar decisiones informadas para la definición de programas o políticas de salud, y evaluar a la ciencia.

Hacer buena investigación, implica conocer los estudios previos acerca del fenómeno estudiado, ya sea la enfermedad, sus causas o las medidas preventivas o curativas existentes. Revisar la literatura no sólo es saber qué se ha estudiado, sino, sobre todo, conocer las fortalezas y debilidades de dicho conocimiento para ubicar el punto del cual nosotros avanzaremos,

1

pero también es aprender de los aciertos y los errores metodológicos de quienes nos antecedieron. No conocer la literatura sobre nuestro problema de investigación es arriesgarse a repetir los mismos errores y a repetir un conocimiento obsoleto. De ahí que, en la formación de los investigadores, se enfatiza la importancia de aprender hacer la revisión de la literatura. Boote & Beile [2] señalan que una substantiva y sofisticada revisión de la literatura es una precondición para realizar una investigación substantiva y sofisticada, ya que no se puede realizar buena investigación si primero no conocemos y entendemos la literatura del fenómeno que nos interesa. Por eso, preparar a los estudiantes y futuros investigadores para analizar y sintetizar la literatura, es pre-requisito no sólo de una buena tesis doctoral, sino de un buen investigador.

Tomar decisiones informadas para la definición de programas o políticas de salud basadas en el conocimiento del conjunto de la investigación, es una de las tendencias más recientes a nivel internacional. Hasta unas décadas atrás, muchas de las políticas de salud fueron definidas a partir de los resultados de un solo estudio o de la opinión de un experto, estrategia a la cual se le adjudican varios riesgos como que un estudio es insuficiente para tomar decisiones; los expertos favorecen cierto tipo de conclusiones; las condiciones del contexto son excluidos; la aproximación teórica es una sola y; los tomadores de decisiones requieren saber no sólo cuales intervenciones funcionan sino también bajo cuales condiciones así como sus costos-beneficios [3]. En estos términos, las revisiones de la literatura se han convertido en un insumo en la toma de decisiones al ofrecer una base de información más confiable para la toma de decisiones en el campo de las políticas sociales en el área de la salud. Incluso se considera que las revisiones de la literatura no sólo son útiles para los tomadores de decisiones sino también para quienes implementan dichos programas y para los pacientes mismos, quienes pueden tomar decisiones mejor informadas sobre el manejo de su enfermedad [4].

Evaluar a la ciencia es una de las preocupaciones centrales al interior de la academia y de los organismos financiadores de la investigación. La evaluación de la ciencia tiene la finalidad de evaluar la producción, el impacto y la calidad del conocimiento generado en un área del conocimiento o la producción científica de investigadores de una institución, país o región del mundo. Usualmente la comparación y evaluación del conocimiento generado a través de reunir las publicaciones existentes permiten orientar las políticas sobre la ciencia y su financiamiento, pero también para explicar las relaciones entre los campos del conocimiento, los vínculos entre los científicos y, la creación o el desarrollo de nuevos campos de conocimiento [5].

En este contexto la revisión de la literatura no consiste en colocar juntos estudios de un campo del conocimiento, sino implica el uso de metodologías específicas para reunir y analizar dicha bibliografía y construir un panorama evaluativo de lo que acontece en dicho campo. No por eso en los últimos 20 años hemos presenciado un crecimiento en las metodologías para realizar revisiones de la literatura. Kastner et al. [6] identifican 25 tipos de revisiones de la literatura cuyas metodologías recuperan no sólo estudios cualitativos, cuantitativos y mixtos, sino su objeto de análisis difiere de acuerdo a la finalidad de dicha revisión. A este conjunto de tipos de revisiones se añaden las revisiones bibliométricas que han transitado de los análisis de impacto de la década de 1950 a lo que hoy se conoce como "webmetrica" que reconoce la importancia del fenómeno de la Web en la ciencia y su producción científica [6]. De entre esta multiplicidad de tipos de revisiones, la presente obra se ubica en lo que se conoce como "revisiones panorámicas" o "scoping review" en su acepción en inglés.

La revisión panorámica tiene la finalidad de ofrecer una visión de conjunto de estudios en un campo o tema en particular e incluye estudios tanto cualitativos como cuantitativos y estudios mixtos, así como una variedad de diseños metodológicos, ya sea transversales o experimentales, etnografías o estudios basados en teoría fundamentada. El panorama que ofrece es una visión general de los intereses de la investigación en un campo o tema en particular, por lo cual el lector accede a una bibliografía sistematizada y organizada en temas relevantes para un cierto período de tiempo [7].

Las ocho revisiones incluidas en la presente obra se ubican en esta tendencia, la de ofrecer una visión de conjunto de lo analizado en temas particulares ligados a la salud pública. Dos ejes reúnen estos trabajos de revisión, un primer grupo son las revisiones sobre las condiciones de salud en poblaciones humanas particularmente sobre las condiciones mórbidas de grupos específicos, procesos psicológicos y sociales de las condiciones de salud y enfermedad, y sobre saberes y prácticas del manejo de la enfermedad. Un segundo eje son las revisiones sobre servicios de salud, los cuales se centran en la evaluación de las prácticas del personal de salud. Ambos ejes son relevantes para explicar el comportamiento y origen de la enfermedad, así como el desempeño del personal de los servicios de salud. Los lectores encontraran en estas revisiones no solo reunido el conocimiento en torno a un tema en particular, sino también inspiraciones para desarrollar sus propias ideas, datos de interés para sus estudios o temas para agendas de investigación futuras. Las posibilidades son infinitas a partir de reunir en un mismo sitio bibliografía producida en diferentes contextos y de académicos del mundo. Mi invitación es entrar al mundo de las posibilidades con la lectura de esta obra.

Leticia Robles-Silva
Universidad de Guadalajara
Guadalajara, Jalisco, México
26 de noviembre de 2015

Bibliografía

1. Becker H. Writing for social scientists. How to start and finish your thesis, book, or article. Chicago: University of Chicago Press. 1986.
2. Boote D, Beile P. Scholars before researchers: On the centrality of the dissertation literature review in research preparation. Educ Res. 2005;34(6):3-15.
3. Sheldon T. Making evidence synthesis more useful for management and policy-making. J Health Serv Res Policy. 2005;10(supl.1):1-5.
4. Mays N, Pope C, Popay J. Systematically reviewing qualitative and quantitative evidence to inform management and policy-making in the health field. J Health Serv Res Policy. 2005;10(Suppl1):6-20.
5. Thelwall M. Bibliometrics to webometrics. J Inform Sci. 2008;34(4):605-21.
6. Kastner M, Tricco A, Soobiah C, Lillie E, Perrier L, Horsley T, Welch V, Cogo E, Antony J, Strauss S. What is the most appropriate knowledge synthesis method to conduct a review? Protocol for a scoping review. BMC Med Res Methodol. 2012;12(14):1-10.
7. Arksey H, O'Malley L. Scoping studies: towards a methodological framework. Int J Soc Res Meth. 2005;8(1):19-32.

Competencias profesionales en personal directivo del primer nivel de atención

Alonso-Álvarez, María Angélica

Introducción

Se realizó una revisión sistemática de la literatura para hacer frente a la cuestión general de administración de los servicios de salud, con el objetivo de identificar estudios sobre las competencias profesionales en personal directivo del primer nivel de atención.

La administración de los servicios de salud de atención primaria es algo complejo que exige de los administradores conocimiento, habilidades y actitudes normalmente necesarias en cualquier gestor. El área de salud convive con escases de gerencia profesionalizada en gestión, es decir los profesionales que administran los centros de atención primaria necesitan dominar contenidos en el área de gestión. Los profesionales que actúan en el sistema de salud son los responsables de la eficiencia del mismo, a sea, su capacidad de intervención es directamente proporcional a la calidad de su formación y/o capacitación para desarrollar actividades en los servicios de salud. Por lo tanto, los servicios de salud deberán contar con personal directivo que cuente con las competencias necesarias para otorgar un servicio de calidad a la comunidad. [1]. Para saber cuáles son las competencias necesarias y evaluadas de un directivo de atención primaria para que lleve a cabo una gestión administrativa adecuada se realizó una revisión sistemática de la literatura existente. Para sustentar el tema de investigación que se pretende abordar existe la necesidad de revisar la investigación realizada a lo largo del tiempo sobre el mismo, identificando el panorama del tema y así otorgarnos conocimiento sobre cuáles son los aspectos que sería relevante trabajar y aportar al conocimiento científico.

Una revisión de la literatura sobre competencias profesionales en personal directivo de atención primaria en salud aporta la descripción y análisis de estudios empíricos realizados sobre el tema, su concordancia entre sí y las lagunas existentes del mismo. Existen revisiones sobre competencias profesionales las cuales engloban el tema desde el concepto describiendo un tipo en específico [2], análisis sobre la producción científica de competencias profesionales en salud [3], competencias para los equipos de atención primaria en salud [4]. Ninguna de ellas engloba el conjunto complejo de competencias del personal directivo de atención primaria.

En virtud de lo anteriormente expuesto, se realizó una *scoping review* con el objetivo de describir el conocimiento científico sobre la evaluación de las competencias profesionales en personal directivo de atención primaria a la salud, e identificar lagunas en el tema.

Materiales y métodos

Se realizó una revisión bibliográfica de los estudios publicados que abordan las competencias profesionales en personal directivo del primer nivel de atención. Para ello se utilizó la metodología de *scoping review*, esta revisión se llevó a cabo a lo largo del curso de revisión de la literatura del programa de Doctorado de Ciencias de la Salud Pública de la Universidad de Guadalajara en el periodo de agosto-diciembre del 2014.

Se consultaron las bases de datos de PubMed, Education Resources Information Center (ERIC), ScienceDirect, SAGE, Web of Science, OvidSP, Scientific Electronic Library Online (SciELO), American Psychological Association (PsycINFO), Journals-Wiley Online Library, Dialnet, Redalyc e Imbiomed, y se complementó con una búsqueda de referencias de las referencias. La estrategia de búsqueda se diseñó con las palabras clave a través de los descriptores de ciencias de la salud (DeCS) y medical subject headings (MeSH).

La estrategia de búsqueda se realizó con las siguientes palabras clave: Professional competence OR Competencies OR Competency OR Proficiency AND Administrative personnel OR Management OR Administrators AND Primary health care OR Primary care

Professional competence OR Competencies OR Competency OR Proficiency AND Personnel management OR Health service managers AND Primary health care OR Primary care. Professional competence OR Competencies OR Competency OR Proficiency AND Health Facility Administration OR Health workforce AND Primary health care OR Primary care. Professional competence OR Competencies OR Competency OR Proficiency AND Case study OR Constant comparison OR Content analysis OR Conversation analysis OR Descriptive study OR Discourse analysis OR Ethography OR Exploratory study OR Feminist OR Focus group OR Grounded theory OR Hermeneutic OR Interview OR Narrative analysis OR Naturalistic study OR Participant observation OR Phenomenology OR Qualitative method OR Qualitative research OR Thematic analysis AND Primary health care OR Primary care.

Como criterios de inclusión para la literatura se seleccionaron sólo estudios realizados en personal administrativo o directivo de unidades médicas de atención primaria a la salud, la búsqueda no estuvo limitada a algún tiempo en específico, seleccionando referencias en español inglés o portugués, reportes de investigación cuantitativa y cualitativa publicada en cualquier país. Para la selección de las referencias se establecieron como criterios de inclusión por título; que contuviera dos o más de las palabras claves, sus sinónimos, términos relaciones o formas alternativas de escritura. Por resumen; que cumpla con los criterios de selección del título y además contenga los términos especializados. Por texto completo; que evalúen las competencias profesionales del personal directivo de centros de atención primaria a la salud, los artículos que no cumplen con el objetivo de la revisión son eliminados.

Se encontraron 103 referencias, de las que se eliminaron 91 por no ser artículos empíricos, no abordar el objetivo de la revisión o no contar con el texto completo. Se incluyeron finalmente 12 artículos empíricos (Figura I).

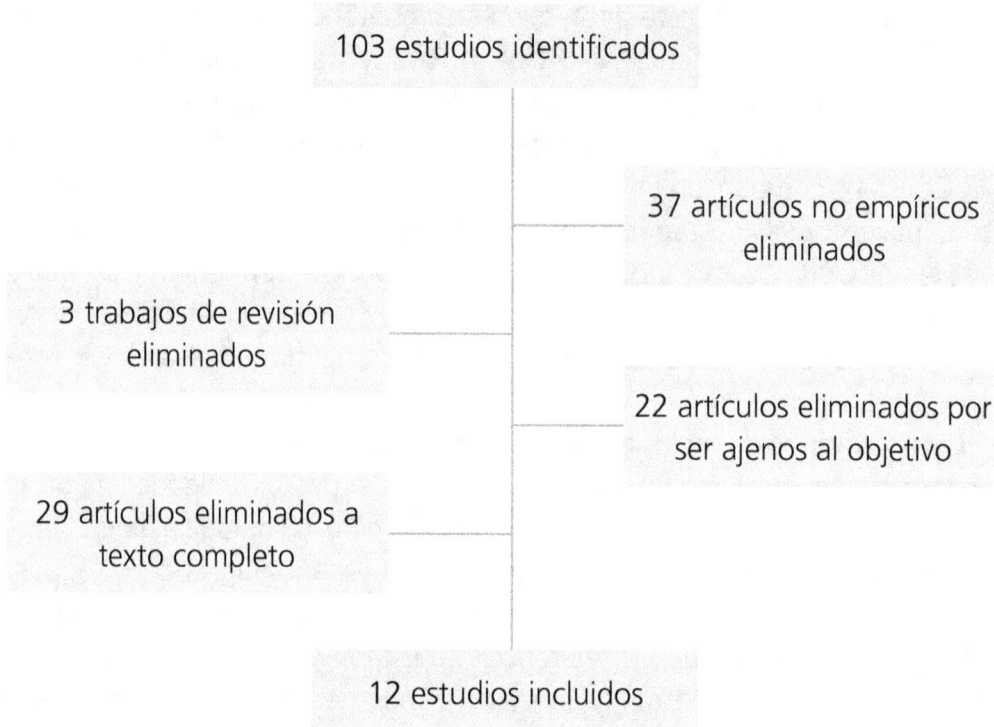

Proceso de selección de artículos para la revisión de la literatura. *Fuente:* Elaboración de la autora.

La recuperación de texto completo se llevó a cabo mediante la base de datos de la Universidad de Guadalajara ya que gran parte de los artículos seleccionados por título y resumen no se encontraban con disponibilidad en la base de datos de procedencia.

La extracción de los datos relevantes para la revisión bibliográfica se llevó a cabo con la sistematización de las mismas en una matriz, que constaba de cuatro apartados: autor/año, objetivo, metodología y resultados. Particularmente, la metodología constaba de los siguientes apartados: tipo de estudio, población, muestra, variables/dimensiones, intervención, recolección de datos, trabajo de campo, transformación de datos y análisis.

El análisis de los datos se llevó a cabo siguiendo siete ejes: objetivos de los estudios, competencias profesionales evaluadas, instrumentos de evaluación, definiciones de competencia, nivel de competencia e intervenciones para mejorar competencias. En este sentido, se obtuvo estadística descriptiva para presentar la información.

Resultados y discusión

En el Cuadro I se enlistan los estudios incluidos en la revisión, las poblaciones en las que se evaluaron las competencias y las muestras en las que se realizaron. En este cuadro, se observa que el estudio más antiguo data del año 2000, que las competencias profesionales se han explorado en múltiples profesionales de diversos puestos administrativos de atención primaria, y que las evaluaciones se han realizado en muestras primordialmente masculinas.

Cuadro I. Estudios de competencias profesionales en personal directivo de atención primaria

Primer autor, año	Población objeto de estudio	Muestra	
		Femenino	Masculino
López, 2014	Empleados públicos de la Administración Pública Española	225	388
Yedidia, 2000	Directores médicos de atención administrada y directores de programa de residencia	0	193
Guo, 2003	Directivos de primer nivel de atención	0	10
Czabanowska, 2012	Directivos, médicos Generales / Médicos Familiares	0	7
Irvine, 2005	Profesionales de dirección de atención primaria en salud	72	0
Stankunas, 2012	Directores generales, sus diputados y jefes delegacionales territoriales de instituciones públicas de salud	15	40
Milicevic, 2010	Altos directivos, jefes de enfermería y jefes de servicios	71	20
Huerta, 2009	Directivos de la red asistencial del Servicio de Salud Talcahuano de Chile	0	37
Grohmann, 2012	Gerentes hospitalarios	11	13
Furukawa, 2011	Enfermeras gestoras y sus directores	16	9
Libardo, 2008	Gerentes de las entidades prestadoras de servicios de salud	12	56
Löeblein, 2009	Gerentes de las unidades básicas de salud	29	0

Fuente: Publicaciones incluidas en la revisión de la literatura.

Objetivos de los estudios

Las competencias profesionales se han explorado con diferentes objetivos: identificación 22%, evaluación 64% e intervención para su mejora 14% (Gráfica 1).

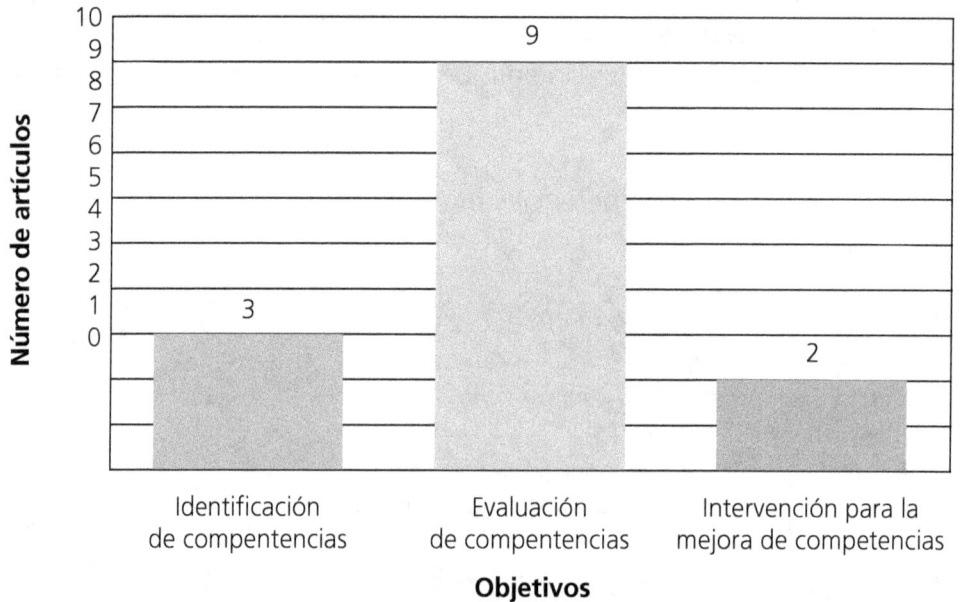

Gráfica 1. Objetivos de los estudios. *Fuente:* Elaboración de la autora.

Competencias profesionales

En el Tabla 1 se enlistan las competencias profesionales que se han evaluado en la literatura existente. En total, se han explorado 148 competencias, entre las cuales, las más frecuentes han sido: trabajo en equipo 83.3%, comunicación 75% y liderazgo 67%. La mayoría de las competencias profesionales exploradas, han sido evaluadas sólo una vez.

Tabla 1. Competencias descritas por las diferentes publicaciones

Competencia	Frecuencia	Porcentaje
Trabajo en equipo	10	83.3%
Comunicación	9	75%
Liderazgo	8	67%
Planificación	6	50%
Establecimiento de relaciones	3	25%
Negociación	3	25%
Toma de decisiones	3	25%
Ética	3	25%
Monitor	3	25%
Manejo de conflictos	3	25%
Eficacia	3	25%
Conocimiento en epidemiologia	3	25%
Manejo de tecnologías de información y comunicación	3	25%
Gestión	2	17%
Organización	2	17%
Motivación	2	17%
Coordinación	2	17%
Eficiente	2	17%
Métodos y herramientas	2	17%
Compromiso	2	17%
Empatía	2	17%
Conocimiento en recursos humanos	2	17%
Solución de problemas	2	17%
Desarrollar la iniciativa y la autonomía	2	17%
Gestión de materiales y suministros	2	17%
Autocontrol y estabilidad emocional	1	8.3%
Autoconfianza y seguridad en sí mismo	1	8.3%
Resistencia a la adversidad	1	8.3%
Influencia	1	8.3%
Iniciativa	1	8.3%
Orientada de Resultados	1	8.3%
Capacidad de análisis	1	8.3%
Conocimiento de la organización	1	8.3%
Visión y anticipación	1	8.3%
Ciudadano y funcionario orientado	1	8.3%
Apertura	1	8.3%

Competencia	Frecuencia	Porcentaje
Identificación con la organización	1	8.3%
Mejora continua de la calidad	1	8.3%
Gestión de utilización	1	8.3%
Coordinación de la atención	1	8.3%
Colaboración	1	8.3%
Economía	1	8.3%
Enlace	1	8.3%
Asignador de recursos	1	8.3%
Gestión de operaciones	1	8.3%
Estratega	1	8.3%
Escucha	1	8.3%
Atención al paciente y seguridad	1	8.3%
Equidad	1	8.3%
Desarrollo profesional continuo	1	8.3%
Conocimientos en cambio de comportamiento	1	8.3%
Conocimientos en estilo de vida	1	8.3%
Conocimiento en el proceso de la enfermedad	1	8.3%
Conocimiento teorías de promoción de salud	1	8.3%
Conocimiento de informática	1	8.3%
Conocimiento teorías educación/ aprendizaje	1	8.3%
Conocimiento en ciencias sociales	1	8.3%
Empoderamiento	1	8.3%
Conciencia de sí mismo	1	8.3%
Realismo	1	8.3%
Postura proactiva	1	8.3%
Holismo	1	8.3%
Respeto por las personas	1	8.3%
Reflexión	1	8.3%
Defensa	1	8.3%
Manejo	1	8.3%
Evaluación de las necesidades	1	8.3%
Conciencia política	1	8.3%
Presencia de la comunidad	1	8.3%
Finalizador	1	8.3%
Implementador	1	8.3%
Moldeador	1	8.3%
Especialista	1	8.3%

Competencia	Frecuencia	Porcentaje
Investigador de recursos	1	8.3%
Colaborar	1	8.3%
Comprometer	1	8.3%
Evitar	1	8.3%
Complaciente	1	8.3%
Establecimiento de prioridades	1	8.3%
Evaluación del desempeño	1	8.3%
Orientación al usuario	1	8.3%
Confianza en sí mismo	1	8.3%
Adaptación al cambio	1	8.3%
Conocimiento en políticas de salud	1	8.3%
Conocimiento en misión y objetivos	1	8.3%
Conocimiento en servicios desarrollados	1	8.3%
Conocimiento necesidades de la comunidad	1	8.3%
Conocimiento desarrollo de la programación	1	8.3%
Conocimiento de las instalaciones físicas	1	8.3%
Conocimiento en normas y procedimientos	1	8.3%
Conocimiento en equipamiento	1	8.3%
Conocimiento de materiales de consumo	1	8.3%
Conocimiento evaluación de servicios salud	1	8.3%
Conocimiento trabajo de servicios de salud	1	8.3%
Conocimiento en administración participativa	1	8.3%
Conocimiento de gestión de trabajo de servicios de salud	1	8.3%
Conocimiento gerencia medios de producción	1	8.3%
Conocimiento en administración estratégica	1	8.3%
Conocimiento de calidad de servicio prestado	1	8.3%
Identificación de problemas	1	8.3%
Creatividad	1	8.3%
Promover y mantener relación con equipo/usuarios	1	8.3%
Motivar al equipo	1	8.3%
Previene y soluciona problemas maquinaria	1	8.3%
Intuición al desarrollo del trabajo	1	8.3%
Negociar con el equipo, superiores y usuarios	1	8.3%
Ético con el equipo superiores y usuarios	1	8.3%
Innovador y agente de cambios	1	8.3%
Gerenciar los programas desarrollados	1	8.3%

Competencia	Frecuencia	Porcentaje
Gerenciar el trabajo de equipo	1	8.3%
Ser justo con su equipo y usuarios	1	8.3%
Ser afectivo, dando atención al equipo y usuarios	1	8.3%
Estar abierto a la negociación	1	8.3%
Estar abierto a los cambios	1	8.3%
Ser creativo y estimular la creatividad del equipo	1	8.3%
Estar abierto al diálogo y saber escuchar	1	8.3%
Ser facilitador (equipo y grupos comunitarios)	1	8.3%
Incentivar la creatividad (equipo y grupos comunitarios)	1	8.3%
Ser un líder educador	1	8.3%
Tener participación con el trabajo	1	8.3%
Demostrar humildad	1	8.3%
Privilegiar el trabajo en equipo	1	8.3%
Saber aceptar críticas	1	8.3%
Enfoque en los pacientes	1	8.3%
Adquisición de conocimientos	1	8.3%
Gestión de recursos	1	8.3%
Emprendimiento	1	8.3%
Gestión de procesos	1	8.3%
Visión estratégica	1	8.3%
Cumplir disposiciones por la junta directiva	1	8.3%
Ejercer la representación legal	1	8.3%
Establecer contratos con otras instituciones	1	8.3%
Ser nominador de la institución	1	8.3%
Ordenar el gasto	1	8.3%
Rendir informes	1	8.3%
Elaborar diagnostico situacional organización	1	8.3%
Disponer de los recursos institucionales	1	8.3%
Diseñar el sistema de control de procesos	1	8.3%
Utilización de tecnologías leves	1	8.3%
Utilización de tecnologías duras	1	8.3%
Análisis de las condiciones de salud	1	8.3%
Programación y control: vigilancia sanitaria	1	8.3%
Programación y control	1	8.3%
Programación y control de acciones de acuerdo con la demanda espontánea	1	8.3%
Aceptar las diferencias	1	8.3%

Competencia	Frecuencia	Porcentaje
Capacidad cambios	1	8.3%
Capacidad de recuperación	1	8.3%
Finalización de informes	1	8.3%

Fuente: Elaboración de la autora con información de los artículos citados

Entre las competencias descritas anteriormente, gestión, si bien no es la más frecuente, es la única que se ha explorado de diferentes formas en diversos estudios: general, de utilización, de operaciones, de gestión de recursos y de procesos (Gráfica 2).

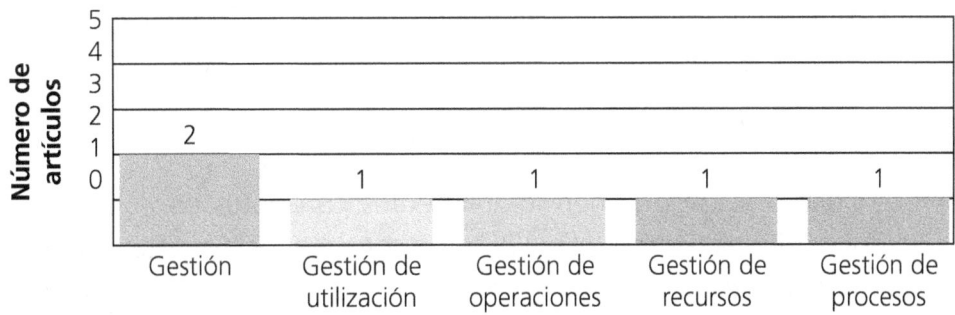

Tipos de competencias de gestión

Gráfica 2. Competencia de gestión, tipos y frecuencia en las publicaciones. *Fuente:* Elaboración de la autora.

Instrumentos de evaluación

En el Cuadro II, se exponen los diferentes instrumentos a través de los cuales se han evaluado las competencias en la literatura. El más frecuentemente utilizado es el cuestionario, y en la mayoría de los casos no se describe un proceso de validación.

Cuadro II. Instrumentos utilizados para evaluación de competencias

Primer autor, año	Instrumento	Coeficiente de fiabilidad
López, 2014	Cuestionario CompeTEA	$\alpha = 0.905$ gerentes $\alpha = 0.888$ funcionarios < rango
Yedidia, 2000	Encuesta	No describe la validación
Stankunas, 2012	Cuestionario	No describe la validación
Milicevic, 2010	Cuestionario	$\alpha = 0.70$ a 0.90
Huerta, 2009	Instrumento de competencias	No describe la validación
Grohmann, 2012	Cuestionario de Lazarotto	No describe la validación
Furukawa, 2011	Cuestionario	No describe la validación
Libardo, 2008	Cuestionario de Grisales	No describe la validación
Löeblein, 2009	Cuestionario semi-estructurado	No describe la validación

Fuente: Elaboración de la autora.

Definiciones de competencia

En el Cuadro III, se exponen los diferentes conceptos de competencia empleados en la literatura por los autores consultados. En este listado, se hace evidente la heterogeneidad de las definiciones, mismas que se enfocan en cuestiones laborales, de desempeño, productividad, eficiencia y profesionalidad. Pese a esta heterogeneidad, se observan elementos comunes entre estas definiciones que coinciden en: conocimientos, habilidades y actitudes.

Cuadro III. Concepto de competencias descrito por autor

Primer autor, año	Concepto
Stankunas, 2012	Competencias "la combinación de conocimientos técnicos, habilidades y comportamientos"
López, 2014	Competencia es no sólo la habilidad de ser capaz de realizar con existo tareas específicas del puesto de trabajo, sino también funcionar en muchas situaciones menos programadas en un entorno inestable
Milicevic, 2010	Competencias son la combinación adecuada de conocimientos, habilidades y comportamientos que poseen los individuos y pueden ser una fuente de ventaja competitiva sostenida para la organización
Yedidia, 2000	Competencias en la mejora de la calidad son cruciales para los profesionales de la salud con el fin de fomentar el cuidado del paciente

Primer autor, año	Concepto
Huerta, 2009	"Una característica fundamental de una persona que está causalmente relacionada a un criterio de eficacia y/o desempeño superior en un trabajo o situación"
Grohmann, 2012	Competencias gerenciales, relación con conocimiento, habilidades y actitudes que forman la tríada de la competencia gerencial
Furukawa, 2011	Competencias individuales, estrecha relación con las estrategias y competencias organizacionales. Exige a que los profesionales tomen conciencia de sus roles
Libardo, 2008	Conocimientos, habilidades, actitudes, aptitudes, valores y destrezas que permiten llevar a cabo de manera exitosa su actividad laboral
Guo, 2003	Conjunto de habilidades, técnicas y roles para llevar acabo con eficacia un trabajo
Czabanowska, 2012	Competencia es una síntesis de conocimientos, habilidades y actitudes que permite a al personal de salud entregar una atención de alta calidad
Irvine, 2005	Unificación de una serie de atributos generales, tales como conocimientos, habilidades y actitudes, específicamente para hacer frente a las necesidades
Löeblein, 2009	Conjunto de características percibidas en las personas que involucran conocimientos, habilidades y actitudes que conducen a un desempeño superior

Fuente: Elaboración de la autora.

Nivel de competencia

En la Tabla 2, se presentan las competencias evaluadas con mayor frecuencia en la literatura consultada. En ella se observa que el método de evaluación es heterogéneo, en tanto que, en unos casos se determina el nivel medio de competencia, mientras que en otros se ha obtenido la proporción de profesionales que manifiestan dicha competencia, por lo que los resultados no son del todo equiparables entre sí. En todo caso, en la mayoría de los estudios se ha determinado el nivel medio de competencia, sin definir su distribución normal.

Tabla 2. Competencias evaluadas con mayor frecuencia

Competencia	Primer autor, año	Media	Desv. est.	Porcentaje
Liderazgo	López, 2014	22.23	3.58	NR
	Milicevic, 2010	4.63	NR	NR
	Grohmann, 2012	3.75	0.84	NR
	Furukawa, 2011	2	2.5	NR
	Löeblein, 2009	NR	NR	44.88%
Trabajo en equipo	López, 2014	25.94	2.98	NR
	Milicevic, 2010	4.73	NR	NR
	Huerta, 2009	8.7	NR	NR
	Grohmann, 2012	3.92	0.77	NR
	Furukawa, 2011	3	3.3	NR
	Stankunas, 2012	NR	NR	7.3%
	Löeblein, 2009	NR	NR	58.6%
Comunicación	López, 2014	20.94	2.82	NR
	Milicevic, 2010	4.26	NR	NR
	Huerta, 2009	8.8	NR	NR
	Grohmann, 2012	3.92	0.71	NR
	Furukawa, 2011	7	2.8	NR

NR: No reportado. *Fuente:* Publicaciones incluidas en la revisión de la literatura.

Intervenciones para mejorar competencias

Finalmente, en el Cuadro IV se presentan los resultados de las intervenciones documentadas para mejorar el nivel de las competencias más frecuentemente evaluadas. En este se observa que las diferencias pre- y post- medición son mínimas, lo que evidencia que las intervenciones realizadas han resultado poco efectivas parar mejorar las competencias.

Cuadro IV. Competencias directivas con mayor frecuencia en estudios de intervención

Competencia	Primer autor, año	Nivel de competencia medio		Diferencia
		Pre-medición	Post-medición	
Comunicación	Milicevic, 2010	4.26	4.34	0.08
	Huerta, 2009	8.8	9.5	0.7
Trabajo en equipo	Milicevic, 2010	4.73	4.76	0.3
	Huerta, 2009	8.7	9.0	0.3
Manejo de conflictos	Milicevic, 2010	4.65	4.72	0.07
	Huerta, 2009	9.0	9.5	0.5

Fuente: Publicaciones incluidas en la revisión de la literatura.

Conclusiones

No existe la suficiente literatura relacionada con competencias profesionales en personal directivo de primer nivel de atención, lo cual deja a interpretación lo poco que se ha abordado el tema, cabe destacar que gran parte de los estudios excluidos de la revisión no contaban con el criterio de inclusión suficiente para formar parte de la misma, no obstante, es considerable incluirlos a falta de artículos empíricos otorgándonos un mayor aporte sobre el tema.

Un punto importante a destacar sobre el proceso de revisión bibliográfica, es que el tema de competencias es abordado entre otras cuestiones hacia profesionales de enfermería y salubristas, sin embargo, no contaban con el criterio de inclusión de ser directivos para formar parte de la revisión. Pudiéndose considerar otra línea de investigación con estos profesionales.

Identificando las lagunas de conocimiento existentes sobre el tema, es importante comenzar a trabajar en el mismo, pero antes se tiene que llevar a cabo una nueva revisión que aborde las competencias específicas de un directivo las cuales se desprenden de las Funciones Esenciales de Salud Pública, en esta revisión se desglosan las competencias generales del directivo las cuales tiene que llevar acabo en su función como director.

Referencias bibliográficas

1. Grohmann MZ, Battistella LF, Baratto JS. Competencias del gestor hospitalario: estudio en un hospital público brasileño. Enfermería Global 2012;26(4):191-208.
2. Beach MC, Price EG, Gary TL, Robinson KA, Gozu A, Palacio A, et al. Cultural Competency: A Systematic Review of Health Care Provider Educational Interventions. Medical Care. 2005;43(4):356-73.
3. Silva YC, Roquete FF. Competências do gestor em serviços de saúde: análise da produção científi ca, no período de 2001 a 2011. Revista de Administração em Saúde. 2013;15(58):2-12.
4. Rey-Gamero AC, Acosta-Ramírez N. El enfoque de competencias para los equipos de Atención Primaria en Salud. Una revisión de literatura. Rev. Gerenc. Polit. Salud 2013;12(25):28-39.
5. Fernández-Salinero MC. Las competencias en el marco de la convergencia europea: Un nuevo concepto para el diseño de programas educativos. Encounters on Education. 2006;7:131-53.
6. Miller JE. The Chicago Guide to Writing about Numbers. In: Chicago Guides to Writing EaP, editor. Technical but important: five more basic principles.2004. p. 59-68.
7. Czabanowska K, Burazeri G, Klemenc-Ketis Z, Kijowska V, Tomasik T, Brand H. Quality improvement competency gaps in primary care in Albanian, Polish and Slovenian contexts: a study protocol. Acta Inform Med. 2012;20(4):254–8.
8. Fernandes-Löeblein. LC, Machado-Zambrano. R, Anschau-Oliveira. G. Gerência de serviços de saúde: competências desenvolvidas e dificuldades encontradas na atenção básica. Ciência & Saúde Coletiva. 2009;14(1):1541-52.
9. Furukawa PO, Olm-Cunha IC. Profile and Competencies of Nurse Managers at Accredited Hospitals. Rev. Latino-Am. Enfermagem. 2011;19(1):106-14.
10. Grohmann MZ, Battistella LF, Baratto JS. Competencias del gestor hospitalario: estudio en un hospital público brasileño. Enfermería Global 2012;26(4):191-208.
11. Guo KL. A study of the skills and roles of senior-level health care managers. Health Care Manager. 2003;22(2):152-8.
12. Huerta-Riveros PC, Leyton-Pavez CE, Saldia-Barahona H. Análisis de las competencias directivas de una red de salud pública. Rev. salud pública. 2009;11(6):979-87.
13. Irvine F. Exploring district nursing competencies in health promotion: the use of the Delphi technique. Journal of Clinical Nursing. 2005;14(8):965-75.
14. Libardo A, Giraldo G, Lina M, Grisales F, Ortiz P. Relación entre el nivel de desarrollo de las competencias en los gerentes de las IPS y la calidad institucional, Antioquia, 2005. Rev. Fac. Nac. Salud Pública 2008;26(2):153-63.
15. López-Martínez PA, Montaño-Moreno JJ, Ballester-Brage L. Analysis of professional competencies in the Spanish public administration management. Journal of Work and Organizational Psychology. 2014;30:61-6.
16. Santric-Milicevic MM, Bjegovic-Mikanovic VM, Terzic-Supic ZJ, Vasic V. Competencies gap of management teams in primary health care. The European Journal of Public Health. 2010;21(2):247–53.
17. Stankūnas M, Sauliūnė S, Smith T, Avery M, Šumskas L, Czabanowska K. Evaluation of leadership competencies of executives in Lithuanian public health institutions. Medicina (Kaunas). 2012;48(11):581-7.
18. Yedidia MJ, Gillespie CC, Moore GT. Specific Clinical Competencies for Managing Care Views of Residency Directors and Managed Care Medical Directors. JAMA. 2000;284(9).

Búsqueda tardía de atención médica y demora en la detección para el diagnóstico de cáncer de mama

Chávez-Díaz, Alexis

Introducción

Durante las últimas dos décadas las enfermedades crónicas degenerativas han sido las principales causas de morbimortalidad [1], lo cual ha generado cambios en la planeación de los sistemas de salud, el presupuesto y sus prioridades, debido a que este tipo de enfermedades no era de interés de salud pública [2], este cambio estableció retos para los sistemas de salud, el Estado y la Salud Pública en general, debido a la carga económica que pueden alcanzar los tratamientos a largo plazo que éstas requieren [3], así como las consecuencias para la salud en todas sus dimensiones, no sólo de la población que la padece, sino también en aquellos que se encuentran a su alrededor [4].

La tendencia de las enfermedades crónicas ha presentado un aumento en más del triple de casos del año 1990 al año 2010, donde se tenía el reporte de 8 millones de casos pasando a 34,5 millones; caso contrario con las enfermedades infecciosas [5]. Según las proyecciones que se han realizado y basados en la transición epidemiológica, se espera que para el año 2030, si no se realizan intervenciones a nivel de prevención, aportarán más del 70% de las causas de mortalidad [6].

De acuerdo a los datos presentados por la Organización Mundial de la Salud (OMS), el 80% de las muertes a causa de enfermedades crónicas se presentan en países con recursos bajos y medios [7] en las cuales se encuentra el cáncer y de acuerdo a datos de la misma organización en conjunto con la Organización Panamericana de la Salud [OPS], en el año 2009 en la región de las Américas 86.169 mujeres murieron como consecuencia del cáncer de mama, siendo este tipo de cáncer la primera causa de muerte en las mujeres [8].

Existen factores asociados a la atención de las mujeres con cáncer de mama que inciden directamente en la supervivencia global de las personas que lo padecen, dentro de estos factores la búsqueda de atención cuando se identifican signos o síntomas por parte de la mujer, así como el tiempo requerido por el sistema de salud para hacer detección, diagnóstico e inicio de terapéutica [9].

La sobrevida de las mujeres con cáncer de mama depende del estadío en el cual se diagnostique; en la actualidad la frecuencia de diagnóstico tardío ha alcanzado 70.2% lo que aumenta las tasas de mortalidad por la enfermedad y aumentando los costos por tratamientos de larga duración y muertes prematuras, afectando la productividad de la sociedad [10].

La atención médica oportuna y con calidad, los avances en diferentes aspectos como técnicos, tecnológicos e incluso humanos, son un gran apoyo para la detección, sin embargo, basados en los estudios, persisten los casos de diagnósticos tardíos; es por esto que se hace necesario identificar los factores que contribuyen a este incremento. Para esto se planteó hacer una *scoping review* con el objetivo de identificar estudios en los que se ha determinado el tiempo de búsqueda de atención médica por parte de las mujeres, para la detección y diagnóstico del cáncer de mama, teniendo en cuenta que, es una de las metas específicas de los planes de salud para los programas de detección en diferentes partes del mundo por lo que se quiso conocer qué factores influyen en la búsqueda y demora en el diagnóstico según los hallazgos de los estudios.

Materiales y métodos

Se llevó a cabo una búsqueda a través de la metodología del *scoping review* con el objetivo de encontrar estudios que abordaran la búsqueda de atención médica por parte de las mujeres y la demora en la detección y diagnóstico de cáncer de mama. Dicha metodología permite hacer un mapeo acerca de los conceptos clave que sustentan un área de investigación, las principales fuentes y tipos de evidencia disponible [11].

Estrategia de búsqueda

Para esta revisión se consideraron: 1) Estudios que midieran el tiempo de demora en la búsqueda de atención médica por parte de las mujeres a partir del momento que ellas tienen algún tipo de sintomatología, 2) Estudios que determinaran los factores asociados a la demora por parte de las mujeres para la búsqueda de atención médica, y 3) Estudios que identificaran los factores para una detección y diagnóstico tardío por parte de los sistemas de salud.

La revisión de artículos se hizo a través de bases de datos como Pub-Med, SAGE Journals, ScienceDirect, EBSCO y BIREME, utilizando la siguiente combinación de palabras clave: *early diagnosis* AND *delayed diagnosis* AND *breast neoplasms* OR *seecking help* AND *delayed diagnosis* AND *breast neoplasms*.

Selección de las referencias

Se incluyeron reportes de investigación empírica sin límite en la metodología, es decir, cuantitativos, cualitativos y mixtos, que fueron elegidos de acuerdo a los criterios de inclusión como fueron: artículos publicados en inglés y español, la temporalidad fue desde el comienzo de la indización hasta diciembre de 2014, su origen no se consideró como límite, y tampoco los grupos etarios de las mujeres. En el título y el resumen los artículos debían contener las palabras clave planteadas para este *scoping review*. En el texto completo cada artículo debía contener el método de estudio, los objetivos del estudio, las muestras/ajustes y hallazgos que evidenciaran explícitamente la búsqueda de atención médica, así como la demora en la detección y diagnóstico oportuno o tardío del cáncer de mama. Se excluyeron los estudios de investigación empíricos donde no estaba explícita la información detallada sobre la búsqueda de atención médica y la demora del diagnóstico, así como el tratamiento del cáncer de mama.

Selección de las referencias En el proceso de elección y selección se inició con la evaluación del título, el cual se verificó con respecto al cumplimiento de las palabras clave dentro de éste, posteriormente se evaluaron los resúmenes, los cuales debían tener las palabras clave para hacer la selección según este criterio. Una vez realizado esto, se procedió a hacer la recuperación de los textos completos, a los cuales se les realizó el proceso de verificación de cumplimiento de inclusión de metodología, objetivo, que incluyeran los resultados sobre la demora de búsqueda de atención médica y el lapso de tiempo para el diagnóstico.

Para el proceso de recuperación del texto completo, en la mayoría de los casos, se necesitó hacer la búsqueda a través de la biblioteca de la Universidad de Guadalajara, y del total de artículos que cumplían con los criterios de inclusión para título y resumen, 30 no fueron recuperados. El proceso de búsqueda y selección se ilustra en la Figura I.

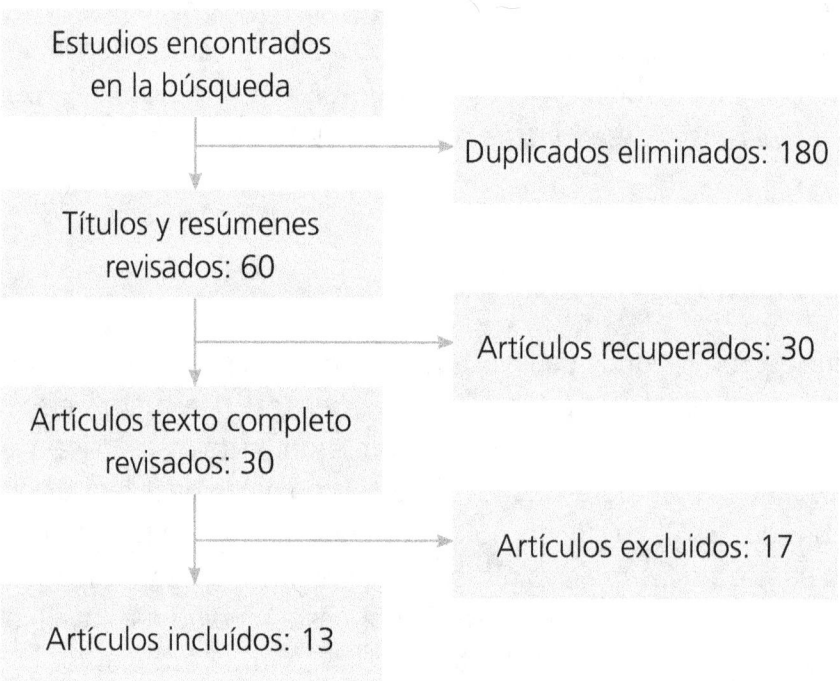

Figura I. Proceso de búsqueda y selección de artículos. *Fuente:* Elaboración del autor.

Extracción y análisis de datos

Luego de hacer una lectura de los textos completos se extrajeron los siguientes datos: autor, año y lugar del estudio, metodología, tamaño de la muestra, tipo de población, forma de recolección de datos, temas emergentes, análisis y resultados según los temas planteados. Para este proceso se utilizó una matriz distribuida por autor, objetivo, metodología y resultados.

Resultados y discusión

Se encontraron 13 artículos, los cuales provienen de diferentes países: 7.7% (n = 1) Alemania, 7.7% (n = 1) Colombia, 53.8% (n = 7) Estados Unidos de América, 7.7% (n = 1) México, 7.7% (n = 1) Libia, 7.7% (n = 1) Malasia, 7.7% (n = 1) Pakistan y 7.7% (n = 1) Taiwan. La metodología fue cuantitativa en 98% de los estudios seleccionados.

Los documentos evaluados provienen de estudios empíricos publicados entre 2002 y 2014, donde se identificó que el principal propósito de los autores fue abordar el problema de detección tardía de cáncer de mama teniendo en cuenta que existen dos tipos principales de demora. Demora en relación al paciente sobre el retraso en la búsqueda de atención médica después de auto-descubrimiento de un posible síntoma de cáncer de mama o el fracaso a las citas y el retardo del sistema de salud en conseguir citas, la programación de las pruebas de diagnóstico, recibir un diagnóstico definitivo, y el inicio de la terapia; lo cual se presenta tanto en el sector público como privado.

Factores que intervienen en la demora de la atención médica después de la detección del primer síntoma hasta el diagnóstico

La demora en la búsqueda de atención médica en las mujeres se ha caracterizado por dejar por un lado la responsabilidad de la mujer al interesarse y mostrar apego a las medidas preventivas sobre todo en el caso de mujeres adultos mayores las mujeres mayores de 65 años de edad (24.7%) que entre las mujeres menores de 50 años de edad (7.1%), así como factores asociados a la falta de información y los signos y síntomas desconocidos por las mujeres. En relación al estadio en cáncer de mama en estadio tardío se encontró en el 51.6% de todos los pacientes y se tendió a ser más frecuente entre las mujeres con retraso de 43 meses (58.0%) que entre las mujeres que consultaron a un médico dentro de 1 mes después de la aparición de los síntomas (48.9%) [12].

Factores sobre la demora del diagnóstico desde la perspectiva de las mujeres

La mayoría de los estudios ha atribuido la demora en la atención, detección, diagnóstico y tratamiento a los sistemas de salud, sin embargo, existen estudios que demuestran que existen factores individuales y del contexto de las mujeres afectadas que determina el tiempo en que ellas buscan ayuda o asistencia médica a partir de la identificación de signos o síntomas de alerta para neoplasias de mama. Las mujeres pueden llegar a retardar su atención medica, dicha demora se cuantificó y categorizó de acuerdo a los meses en los cuales se realizó la consulta a partir del síntoma. Estos periodos de tiempo oscilan entre un mes y más de seis meses. Estas demoras generaron consecuencias como fue el diagnóstico tardío de la enfermedad.

Los factores que hacen que las mujeres posterguen la búsqueda de atención médica son el temor de reconocer o sentir algún tipo de enfermedad, en otros casos la poca información y conocimiento con respecto a la importancia de la detección oportuna, por lo que decidieron continuar con su vida. Esta decisión fue tomada en 37.6% de los casos que hicieron parte del estudio normal hecho de conocerse o sentir alguna enfermedad muchas veces fue postergada la visita al médico. Las más afectadas por esta situación consideraron de poca importancia o no urgente, por lo que decidieron continuar con su vida normal; esto correspondió al 37.6% de las 157 mujeres que participaron en el estudio y de reconocen que hubo retrasos de búsqueda por parte del paciente en al menos una visita dieron esta respuesta [13].

En los estudios encontrados en medio oriente corroboran la demora en la búsqueda de atención, la cual se asoció con el culto, creencias de las mujeres y soporte espiritual así como síntomas de ansiedad ocasionada por la noticia sobre su diagnóstico apoyando la idea de mejora en este proceso de atención [14]. El promedio de presentación a la consulta médica de las mujeres con algún síntoma de enfermedad es el primer mes, sin embargo, la mayoría de las mujeres iniciaron la búsqueda de atención médica posterior a los 90 días. Las demoras en el proceso de atención, diagnóstico y tratamiento son dependientes de aspectos individuales que dan lugar a un peor pronóstico para las mujeres con cáncer de mama [9].

Factores relacionados con la demora en la detección y diagnóstico desde la perspectiva los servicios de salud

Los estudios que han demostrado el impacto que tienen en el sistema de salud para la detección y diagnóstico afirman que el tiempo desde la primera consulta al médico, la referencia al profesional de la salud especialista, características sociodemográficas, estadio y diferenciación de tumor fueron determinantes para la demora y la confirmación del diagnóstico. El promedio del tiempo desde el comienzo de los síntomas fue de 8.4 meses con un periodo mínimo para un diagnóstico oportuno de 7.5 meses y 8.6 meses para el estadio tardío [15].

Las barreras de acceso a la atención médica tales como la proximidad de las unidades de atención médica, la disponibilidad de citas, el régimen contributivo y la seguridad social con la que contaban no fueron determinantes para la demora en la atención médica, ya que se encontró que aquellos casos con diagnóstico en etapa tardía pertenecían a la categoría de menor tiempo de viaje al centro de diagnóstico, lo cual correspondía a menos de 10 minutos [16].

Se ha encontrado que algunos países han establecido tiempos máximos para contar con el diagnóstico definitivo e inicio del tratamiento de una mujer con sospecha de cáncer de mama, demostrando así estudios en cáncer de mama centrados en la demora diagnóstica, con gran variabilidad, con demoras que oscilan entre 1.4% y 19% más de lo esperado [17].

En las unidades médicas aún se entiende que existen grandes brechas en la atención integral de la paciente, en relación con el entrenamiento y la formación de recursos humanos con aptitudes y competencias que demuestren efectividad y suficiencia. Durante en el proceso de diagnóstico se encontraron datos, tales como el 30% de las mujeres manifestó que consultaron dos o más veces por el síntoma principal antes de iniciar los exámenes diagnósticos, 49.5% de las mujeres obtuvo su diagnóstico en un tiempo de tres meses o menos, en 26.1% se demoró entre 3 y 6 meses y en 24.4 % se demoró más de seis meses [17].

Aunque se han implementado programas de detección oportuna y diagnóstico es importante recalcar el tiempo es apremiante y se requieren tener mejores estrategias para disminuir así la frecuencias en el retraso del diagnóstico que aun aquejan de más de 3 meses fue del 72.6% y la frecuencia del retraso diagnóstico de más de 6 meses fue del 45.5% [18].

En Libia se encontró que el diagnóstico tardío se asoció factores tales como la edad, el temor a la información y la mala actitud del profesional de la salud, así como miedo al tratamiento que incide directamente en el estadio en que se diagnostica la enfermedad de acuerdo a la clasificación TNM y el estadio clínico con fuertes asociaciones con la actitud de la mujer hacia el diagnóstico de la enfermedad encontrando razones suficientes para tomar importancia y magnitud en el tiempo del diagnóstico asociado con la aparición de ganglios relacionado directamente con características clínicas en las mujeres afectadas. Los autores proponen entender que este problema visualizado en los sistemas de salud diferentes —tanto público como en el ámbito privado— fue atendiendo en relación la demora en la búsqueda de atención médica y el diagnóstico de la enfermedad. Con ello se obtuvieron coincidencias en datos relacionados con altas tasas de mortalidad, disminuyendo así, la sobrevida de la enfermedad ya que se hacen diagnósticos en estadios tardíos.

Conclusiones

Es evidente que aún existen grandes brechas en el proceso de atención médica la cual se procura por mejorar en aspectos de suficiencia y efectividad, sin embargo, se requiere una atención integral que contemple el tiempo, atención, información y mayor educación con respecto a la prevención del cáncer de mama. Los diagnósticos tardíos no sólo se relacionan con deficiencias en el sistema de salud, sino también con factores propios de la mujer, tales como los conocimientos, creencias e incluso mitos y temores sobre la enfermedad.

El gobierno tiene la tarea de unir esfuerzos para la oportuna atención por medio de estrategias de vanguardia no sólo orientadas a la tecnología, sino que también en función de la medicina preventiva dotando a las organizaciones de salud de programas eficientes y dotando con el sustento de las políticas públicas a favor con metas específicas. El concepto de prevención debe incluir la disminución del tiempo en que reciben atención médica las mujeres.

Finalmente, y haciendo un consenso sobre la importancia de los programas de atención médica direccionados en la detección precoz de cáncer, incluyendo el proceso de atención médica, las tecnologías utilizadas, así como las pruebas diagnósticas, se tiene el deber de ser dirigidos específicamente tomando en cuenta las características físicas, sociodemográficas y socioculturales de la población en cuestión, obteniéndose mejores resultados acordes al perfil epidemiológico de cada población y buscar así obtener mejores resultados en la disminución de la mortalidad de esta enfermedad y contribuyendo con mejor garantía a una detección oportuna o precoz ya que es una enfermedad crónica y degenerativa de la que actualmente no se tiene cura garantizada. Por lo tanto, concluyo que esto aporta a la búsqueda y obtención de estrategias para mejorar la atención médica y el proceso de diagnóstico adecuado y con mejores resultados, para así implementarse en los programas y planes de salud.

Referencias bibliográficas

1. González-Pier E, Gutiérrez-Delgado C, Stevens G, Barraza-Lloréns M, Porras-Condey R, Carvalho N, et al. Definición de prioridades para las intervenciones de salud en el Sistema de Protección Social en Salud de México. Salud Pública de México. 2007;949:37-52.

2. Robles SC, Galanis E. Breast cancer in Latin America and the Caribbean. Revista Panamericana de Salud Pública. 2002;11(3):178-85.

3. Le Gales-Camus C, Beaglehole R, Epping-Jordan J. Preventing chronic diseases: a vital investment. Geneva: World Health Organization; 2005

4. Córdova-Villalobos JÁ, Barriguete-Meléndez JA, Lara-Esqueda A, Barquera S, Rosas-Peralta M, Hernández-Ávila M, et al. Las enfermedades crónicas no transmisibles en México: sinopsis epidemiológica y prevención integral. Salud Pública de México. 2008;50(5):419-27.

5. Mathers CD, Loncar D. Updated projections of global mortality and burden of disease, 2002-2030: data sources, methods and results. Geneva World Health Organization; 2005.

6. Itriago GL, Silva IN, Cortes FG. Cáncer en Chile y el mundo: una mirada epidemiológica, presente y futuro. Revista Médica Clínica Las Condes. 2013;24(4):531-52.

7. OMS. Preventing chronic diseases: WHO global report. Genova, Suiza: WHO; 2005.

8. OMS, OPS. Cáncer en las Américas, indicadores básicos 2013. OMS/OPS; 2013.

9. Caplan L. Delay in breast cancer: implications for stage at diagnosis and survival. Frontiers in public health. 2014;2(87).

10. Martínez-Montañez OG, Uribe-Zúñiga P, Hernández-Ávila M. Políticas públicas para la detección del cáncer de mama en México. Salud Pública de México. 2009;51:350-60.

11. Arksey H, O'Malley L. Scoping studies: towards a methodological framework. International Journal of Social Research Methodology. 2005;81(1):19-32.

12. Arndt V, Stürmer T, Stegmaier C, Ziegler H, Dhom G, Brenner H. Patient delay and stage of diagnosis among breast cancer patients in Germany–a population based study. British Journal of Cancer. 2002;86(7):1034-40.

13. Caplan LS, Helzlsouer KJ, Shapiro S, Wesley, M. N., Edwards BK. Reasons for delay in breast cancer diagnosis. Preventive Medicine. 1996;25(2):218-24.

14. Chang H-J, Chen W-X, Lin EC-L, Tung Y-Y, Fetzer S, Lin M-F. Delay in seeking medical evaluations and predictors of self-efficacy among women with newly diagnosed breast cancer: A longitudinal study. International Journal of Nursing Studies. 2014;51(7):1036-47.

15. Bright K, Barghash M, Donach M, de la Barrera MG, Schneider RJ, Formenti SC. The role of health system factors in delaying final diagnosis and treatment of breast cancer in Mexico City, Mexico. The Breast. 2011;Supplement 2(0):S54-S9.

16. Henry K, Boscoe F, Johnson C, Goldberg D, Sherman R, Cockburn M. Breast Cancer Sta-

ge at Diagnosis: Is Travel Time Important? Journal of Community Health. 2011;36(6):933-42.

17. Piñeros M, Sánchez R, Perry F, García OA, Ocampo R, Cendales R. Demoras en el diagnóstico y tratamiento de mujeres con cáncer de mama en Bogotá, Colombia. Salud Pública de México. 2011;53(6):478-85.

18. Norsa'adah B, Rampal KG, Rahmah MA, Naing NN, Biswal BM. Diagnosis delay of breast cancer and its associated factors in Malaysian women. BMC Cancer. 2011;11(1):141.

Facilitadores y obstaculizadores del consumo de edulcorantes artificiales en adultos con o sin diabetes

Cortés-López, María del Carmen

Introducción

La Organización Mundial de la Salud estima que 347 millones de personas viven con diabetes mellitus en el mundo [1]. En este sentido, la prevención primaria y secundaria de esta enfermedad es altamente costo-efectiva, pues implica medidas económicas como una dieta adecuada y actividad física regular, que tienen un gran impacto médico, económico y social que, no obstante, son difíciles de implementar en masa pese a la promoción de la salud [2, 3].

Una de las estrategias para lograr un estilo de vida saludable en la población, es la disminución de la densidad calórica de los alimentos mediante adición de edulcorantes artificiales, para sustituir los azúcares e impactar en el control del peso corporal y las cifras de glucosa sanguínea, que son variables directamente relacionadas con la cantidad de azúcares en la dieta [4]. Empero, existen controversias sobre el consumo de edulcorantes artificiales, en tanto que algunos autores refieren que aumenta el apetito [5], otros, que induce ganancia de peso [6], otros más, que aumenta el riesgo de padecer diabetes mellitus tipo 2 [7], e incluso, hay quienes señalan que produce intolerancia a la glucosa asociada a modificaciones de la flora microbiana intestinal [8]. Sin embargo, a pesar de dichas controversias, el consumo de edulcorantes artificiales se recomienda, por lo que se han realizado diversos estudios sobre el mismo en adultos con o sin sobrepeso u obesidad [9-21], desconociéndose reportes en adultos portadores de diabetes mellitus tipo 2.

Con base en lo anterior, se realizó una *scoping review* con el objetivo de describir el conocimiento científico sobre factores facilitadores y obstaculizadores del consumo de edulcorantes artificiales en adultos con o sin diabetes mellitus tipo 2.

Materiales y métodos

Se realizó una revisión de la literatura en artículos en los que se estudiaron factores facilitadores u obstaculizadores del consumo de edulcorantes artificiales en adultos con o sin diabetes mellitus tipo 2. Se utilizó la metodología de *scoping review*, que se usa para sintetizar el conocimiento científico e identificar lagunas sobre un tema [22].

Estrategia de búsqueda

La búsqueda bibliográfica se realizó en los índices y bases de datos: PubMed, ERIC, SAGE, ScienDirect, Springer, FSTA, Encuentra, Cambridge Collection, Scopus, ISI Web of Knowledge, Wiley, Jstor, EBSC, e ISI Emerging Markets; desde el comienzo de la indexación de cada una hasta agosto de 2014, incluyendo sólo artículos empíricos escritos en inglés, español o portugués, publicados en cualquier país. Posteriormente, se realizó una búsqueda manual de las referencias de las referencias y de las citas de las referencias obtenidas en la búsqueda inicial. Se utilizaron las palabras clave: *sweetening agents, non-nutritive sweeteners, artificial sweeteners, sweetened beverages, soft drinks, type 2 diabetes mellitus, diabetes mellitus, chronic illness, consumption patterns, consumption, consumption preferences, life change events, perception, heath, knowledge, attitudes, practice, interview as a topic, qualitative research, qualitative method* e *interview*, que se buscaron en el cuerpo a texto completo de los documentos. Se usaron operadores los *booleanos and* y *or* para combinar las palabras, y se establecieron como límites de búsqueda, estudios realizados en adultos, excluyendo investigaciones en personas de edad menor a 18 años.

Selección de las referencias

En primer lugar, se eliminaron los estudios duplicados. La inclusión del resto de las referencias se decidió analizando su título, resumen y texto completo, de acuerdo a los siguientes criterios de selección. En cuanto al título, se seleccionaron artículos que contenían al menos una palabra clave. Respecto al resumen, se incluyeron aquellos que además de satisfacer los criterios para el título, describían el edulcorante artificial estudiado y los factores asociados al consumo de estos, fueran facilitadores u obstaculizadores. Finalmente, en lo tocante a los textos completos, se incluyeron aquellos en los que se informaban con detalle los métodos utilizados, así como las técnicas de análisis de datos con los resultados que justificaron la definición de los factores como facilitadores u obstaculizadores del consumo de edulcorantes. La Figura I, muestra el proceso de selección descrito. Los textos completos se obtuvieron a través de *Web of Science*.

Respecto a los textos completos, se excluyeron aquellos en los que se estudió el consumo de bebidas azucaradas sin edulcorantes artificiales [13, 17], las características organolépticas de los productos sin abordar las características de su consumo [20], campañas de marketing [21], preferencias de dulzura entre consumidores sin alusión a los edulcorantes artificiales [19], impuestos a las bebidas azucaradas con o sin edulcorantes artificiales [23], la respuesta biológica al consumo de edulcorantes artificiales sin atender a su influencia sobre su consumo [24], así como los estudios sobre prevalencia de consumo de bebidas con edulcorantes artificiales sin alusión a los factores asociados a éste, fueron factores facilitadores u obstaculizadores [18].

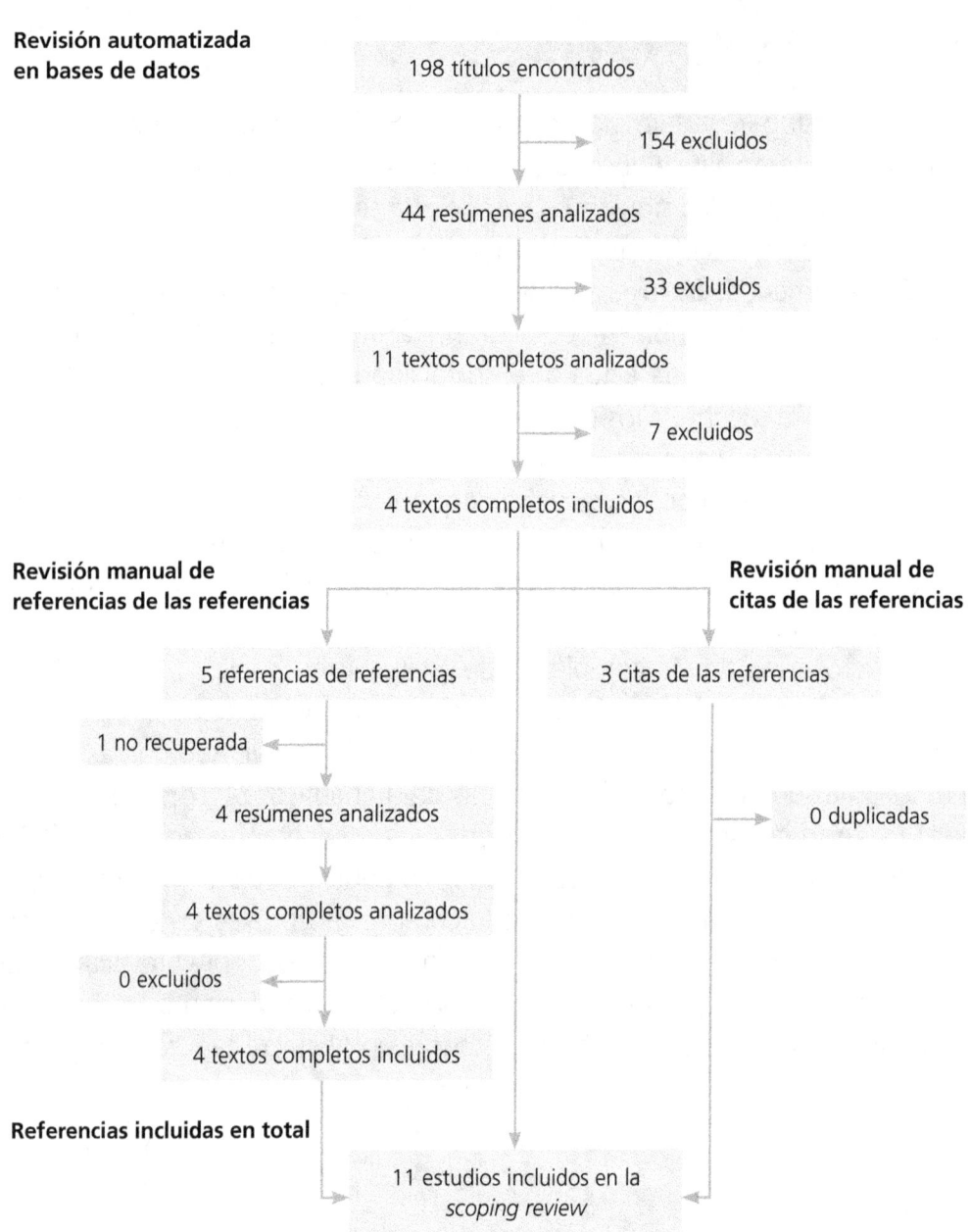

Figura I. Proceso de selección de artículos en la revisión bibliográfica. *Fuente:* Elaboración de la autora.

Extracción y análisis de datos

Para analizar la información se elaboró una matriz de extracción de datos para todos los estudios (Anexo 1) en la que se incluyó el primer autor, año y país de la publicación, el tipo de población estudiada, tipo de estudio realizado, y los factores facilitadores u obstaculizadores del consumo de edulcorantes artificiales identificados. Se obtuvieron estadísticas descriptivas.

Resultados y discusión

Se encontraron 11 artículos publicados entre los años 2001 y 2013. Ocho fueron realizados en Estados Unidos [9, 10, 12, 15, 16, 25, 26], uno en Singapur [27], uno en Suecia [28] y uno en de Brasil [11]. Seis se llevaron a cabo en personas sin diabetes mellitus [9, 10, 11, 14, 15, 16, 28] y dos en personas con y sin diabetes [12, 26]. Todos los estudios fueron realizados con metodología cuantitativa, no se encontró ninguno con metodología cualitativa. El diseño epidemiológico más frecuentemente utilizado fue el transversal, que se encontró en siete artículos [9, 10, 11, 12, 15, 27, 28], tres más fueron ensayos clínicos [16, 25, 26], y uno fue de tipo cuasi-experimental [14]. La información obtenida de los artículos, se clasificó para su análisis en facilitadores de consumo de edulcorantes artificiales en personas con y sin diabetes, así como en obstaculizadores en personas con y sin diabetes.

Facilitadores de consumo en personas con y sin diabetes

En personas con diabetes, los facilitadores de consumo de edulcorantes artificiales son: la información sobre contenido nutrimental en las etiquetas [26], la leyenda "para diabéticos" en el producto [26], la apariencia brillante en el caso de las bebidas [25], el deseo de consumir menos azúcar [27], y la idea de un mejor control de la diabetes a través de su consumo [27]. Por su parte, en personas sin diabetes, los facilitadores de consumo de edulcorantes artificiales son: bajo contenido calórico [16, 26], sexo femenino [10, 28], presentación del edulcorante en polvo [28], posters informando descuentos en estos productos [14], información sobre menos calorías en la etiquetas [14, 16], etiquetado con recomendaciones de ejercicio [14], mayor intensidad de la dulzura [11], información sobre el contenido calórico [15], la marca del producto [15], poco gusto por lo dulce en el consumidor [10], la mezcla de edulcorantes artificiales y naturales [9] y la raza blanca [9] (Anexo 1).

Obstaculizadores de consumo en personas con y sin diabetes

Los obstaculizadores en personas con diabetes son: sabor desagradable del producto [26, 27], precio elevado [12, 26], apariencia mate en el caso de las bebidas [25], y la percepción de daños a la salud por su consumo [27]. Mientras que en personas sin diabetes se han documentado: sabor desagradable [26], precio elevado [26, 28], percepción de alto contenido calórico [26], condiciones climatológicas adversas para su compra [14], sensación de pesadez en la lengua tras su consumo [15], preferencia personal por alimentos dulces [15], presencia de niños en el hogar [9] y pertenecer a la raza afroamericana o latina residente en Estados Unidos [9] (Anexo 1).

Conclusiones

Existen pocos estudios sobre hábitos de consumo de edulcorantes artificiales, y aún menos sobre los factores que lo facilitan u obstaculizan, especialmente entre personas con diabetes mellitus, entre quienes es de especial interés la promoción del consumo de estos productos bajo la premisa de retrasar la progresión de la enfermedad. Por lo que la investigación de este tema en este grupo poblacional, reviste un nicho de oportunidad en las regiones donde no se ha explorado.

El abordaje del tema del consumo de edulcorantes artificiales en personas con y sin diabetes es totalmente cuantitativo, por lo que es recomendable explorarlo desde un enfoque cualitativo que, por ejemplo, permita obtener la percepción que tienen los consumidores sobre los edulcorantes, dado que la bibliografía disponible es controversial respecto a sus beneficios y perjuicios. En este sentido, convendría realizar estudios multi- e inter- disciplinarios, para abordar el problema desde diversas perspectivas en un gran esfuerzo conjunto.

Referencias bibliográficas

1. Danaei G, Funicane M, Lu Y. National, regional, and global trends in fasting plasma glucose and diabetes prevalence since 1980: systematic analysis of health examination surveys and epidemiological studies with 370 country-years and 2.7 million participants. Lancet. 2011;378(9785):31-40

2. Hernández-Ávila M, Gutiérrez J, Reynoso-Noverón N. Diabetes mellitus en México. El estado de la epidemia. Salud Pública de México. 2013;55(Sup2):S129-S36

3. World Health Organization. What is the diabetes? Switzerland. 2015. Disponible en: http://www.who.int/diabetes/en/.

4. Rivera JA, Muñoz-Hernández O, Rosas-Peralta M, Aguilar-Salinas CA, Popkin BM, Willett WC. Consumo de bebidas para una vida saludable: recomendaciones para la población mexicana. Bol Med Hosp Infant Mex. 2008;65:208-37.

5. Abdallah L, Chabert M, Luois-Sylvestre J. Cephalic phase responses to sweet taste. Am J Clin Nutr. 1997;65:737-43.

6. Jhonson C, Stevens B, Foreyt J. The role of low-calorie sweeteners in diabetes. US Endocrinology. 2013;9(1):13-5.

7. Fagherazzi G, Vilier A, Sartorelli D et al. Consumption of artificially and sugar-sweetened beverages and incident type 2 diabetes in the Etude Epidémiologique auprès des femmes de la Mutuelle Générale de l'Education Nationale-European Prospective Investigation into Cancer and Nutrition cohort. Am J Clin Nutr 2013;97:517-23.

8. Suez J, Korem T, Zeevi D, et al. Artificial sweeteners induce glucose intolerance by altering the gut microbiota. Nature. 2014;514:181-197.

9. Pepino Y, Mennella J. Factors contributing to individual differences in sucrose preference. Chem Senses. 2005;30:319-320.

10. Mahar A, Duizer L. The effect of frequency of consumption of artificial sweeteners on sweetness liking by women. J Food Sci. 2007;72(9):714-718.

11. De Marchi R, McDaniel MR, Andre HM. Formulation a new passion fruit juice beverage with different sweeteners systems. J Sens Stud. 2009;24: 698–711.

12. Andreyeva T, Chaloupka FJ, Brownell KD. Estimating the potential of taxes on sugar-sweetened beverages to reduce consumption and generate revenue. Prev Med. 2011;52:413-6.

13. Jordan A, Piotrowski JT, Bleakley A, et al. Developing media interventions to reduce household sugar sweetened beverage consumption. Ann Am Acad Pol Soc Sci. 2012;640:118-35.

14. Jue JJS, Press MJ, McDonald D, et al. The impact of price discounts and calorie messaging on beverage consumption: A multi-site field study. Prev. Med. 2012;55:629-633.

15. Leksrisompong P, Lopetcharat K, Guthrie B, et al. Preference mapping of lemon lime carbonated beverages with regular and diet beverage consumers. J Food Sci. 2013;78:320-8.

16. Piernas C, Tate D, Wang X, et al. Does diet-beverage intake affect dietary consumption patterns? Results from the Choose Healthy Options Consciously Everyday (CHOICE) randomized clinical trial. Am J Clin Nutr. 2013;97:604-11.

17. Zoellner J, Krzeski E, Harden S, et al. Qualitative application of the theory of planned behavior to understand beverage behavior among adults. J Acad Nutr Diet. 2012;112:1774-84.

18. French S, Rosenberg M, Wood L, et al. Soft drink consumption patterns among western Australians. J Nutr Educ Behav. 2013;45(6):525-32.

19. Turner-McGrievy G, Tate D, Moore D, et al. Taking the bitter with the sweet: Relationship of supertasting and sweet preference with metabolic syndrome and dietary intake. J Food Sci. 2013;78(2):S336-42.

20. Gautam A, Jha A, Singh R. Sensory and textural properties of chhana kheer made with three artificial sweeteners. Int J Dairy Technol. 2012;66(1):109-18.

21. Barragán NC, Noller AJ, Robles B, et al. The "sugar pack" health marketing campaign in Los Angeles County, 2011-2012. Health Promot Pract. 2013;15(2):208-16.

22. Arksey H, O'Malley L. Scoping studies: Towards a methodological framework. Int J Soc Res Methodol. 2005;8(1):19-32.

23. Bonnet C, Requillart V. Tax incidence with strategic firms on the soft drink market. J Public Econ. 2013;106:77-88.

24. Melanson KJ, Westerterp-Plantenga MS, Campfield LA, et al. Blood glucose and meal patterns in time-blinded males, after aspartame, carbohydrate, and fat consumption, in relation to sweetness perception. Br J Nutr. 1999;82:437-46.

25. Collins J, Davis A, Adams A, et al. Consumer acceptability of low-sugar watermelon sweetened with non-calorie sweetener by a Native American community. Int J Food Sci Nutr. 2006;57:363-8.

26. Melo L, Childs J, Drake M, et al. Expectations and acceptability of diabetic and reduced-calorie milk chocolates among nondiabetics and diabetics in the U.S.A. J Sens Stud. 2010;25:133-52.

27. Ngiap-Chuan T, Ken G. Use of low calorie sweeteners among type 2 diabetic patients in an Asian population. Asia Pac Fam Med. 2006;5(3). Disponible en http://www.apfmj-archive.com/afm5_3/afm45.htm

28. Ilback NG, Alzin M, Jahrl S, et al. Estimated intake of the artificial sweetener acesulfame-K, aspartame, cyclamate and saccharin in a group of Swedish diabetics. 2003;20(2):99-114.

Anexo 1. Matriz de extracción de datos para facilitadores u obstaculizadores del consumo de edulcorantes artificiales

Primer autor, año	País	Tipo de población	Tipo de estudio	Facilitadores u obstaculizadores	
				Personas sin diabetes	Personas con diabetes
Melo, 2010 [26]	Estados Unidos	Personas con y sin diabetes	Cuantitativo. Ensayo clínico	*Facilitadores.* Bajo contenido calórico. *Obstaculizadores.* Sabor desagradable, precio elevado, alto contenido calórico	*Facilitadores.* Contenido nutrimental, contenido de azúcar, leyenda "para diabéticos" en el producto *Obstaculizadores.* Sabor desagradable, precio elevado
Collins, 2006 [25]	Estados Unidos	Personas con diabetes	Cuantitativo. Ensayo clínico	No aplica	*Facilitadores.* Apariencia brillante. *Obstaculizadores.* Apariencia mate.
Ngian-Giap, 2006 [27]	Singapur	Personas con diabetes	Cuantitativo. Transversal	No aplica	*Facilitadores.* Consumir menos azúcar, idea de mejor control de la diabetes *Obstaculizadores.* Daños a la salud, vergüenza, sabor desagradable
Ilback, 2003 [28]	Suecia	Personas sin diabetes	Cuantitativo. Transversal	*Facilitadores.* Sexo femenino, presentación del edulcorante en polvo *Obstaculizadores.* Ninguno	No aplica
Andreyeva, 2001 [12]	Estados Unidos	Personas con y sin diabetes	Cuantitativo. Transversal	*Facilitadores.* Ninguno *Obstaculizadores.* Precio elevado	*Facilitadores.* Ninguno *Obstaculizadores.* Precio elevado
Jue, 2012 [14]	Estados Unidos	Personas sin diabetes	Cuantitativo. Cuasi-experimental	*Facilitadores.* Posters informando descuento, información sobre menos calorías, recomendación de ejercicio *Obstaculizadores.* Condiciones climatológicas adversa	No aplica
De Marchi, 2009 [11]	Brasil	Personas sin diabetes	Cuantitativo. Transversal	*Facilitadores.* Mayor intensidad de la dulzura *Obstaculizadores.* Ninguno	No aplica

Primer autor, año	País	Tipo de población	Tipo de estudio	Facilitadores u obstaculizadores	
				Personas sin diabetes	Personas con diabetes
Leksrisompong, 2013 [15]	Estados Unidos	Personas sin diabetes	Cuantitativo. Transversal	*Facilitadores.* Información sobre contenido calórico, marca *Obstaculizadores.* Sensación de pesadez en la lengua, preferencia por alimentos dulces	No aplica.
Mahar, 2007 [10]	Estados Unidos	Personas sin diabetes	Cuantitativo transversal	*Facilitadores.* Poco gusto por lo dulce, sexo femenino *Obstaculizadores.* Ninguno	No aplica
Pepino, 2005 [9]	Estados Unidos	Personas sin diabetes	Cuantitativo transversal	*Facilitadores.* Mezcla de edulcorantes artificiales y naturales, raza blanca o aria *Obstaculizadores.* Hogares con niños, razas afroamericanas y latinas	No aplica
Piernas, 2013 [16]	Estados Unidos	Personas sin diabetes	Cuantitativo. Ensayo clínico	*Facilitadores.* Menor contenido calórico, información nutrimental *Obstaculizadores.* Ninguno	No aplica

Fuente: Elaboración de la autora.

Masculinidad y homosexualidad en la literatura científica latino- y centro-americana

Covarrubias-Bermúdez, María de los Ángeles

Introducción

La construcción de la masculinidad como identidad de género de varones que tienen sexo con otros varones es un tema de interés debido su repercusión en su salud física, mental y desarrollo social [1]; la literatura reporta que concepciones de la masculinidad sustentadas en el varón fuerte, viril y no emotivo, limitan la expresión de malestares físicos por lo que no busca atención médica y no procura el cuidado de su salud; repercute en sus relaciones familiares, limitando el ejercicio de su paternidad, además de ser segregado por no alinearse al estereotipo masculino [2]; algunos varones no incorporan sus conductas homosexuales como parte de su identidad de género lo que dificulta evitar las prácticas de alto riesgo [3].

Comprender la identidad de género y sexual de los varones que tienen sexo con varones es sumamente complejo, en principio por que ambas identidades suelen ser poco diferenciadas; la identidad de género se ha asumido como una construcción social respecto a lo que es masculino, mientras que la identidad sexual se traduce a la condición biológica y sentido de pertenencia respecto al sexo biológico [4].

El interés de este estudio se encuentra en los estudios realizados en América Latina sobre la masculinidad de varones que tienen sexo con varones; el propósito de incluir estudios sólo de esta región reside en que la construcción de las masculinidades es un objeto que depende de dimensiones socioculturales. América Latina se caracteriza por el rechazo a la no heterosexualidad [5], además de compartir el habla hispana y modelos familiares y culturales similares; otra razón importante es el trabajo científico dispar en comparación con otras universidades del mundo respecto al tema género, por ejemplo, las universidades norteamericanas centran su atención en grupos minoritarios, derechos humanos, estudios de la mujer y tienen mayor presencia respecto a movimientos sociales [6].

Por tanto, este trabajo pretende explorar la construcción de la masculinidad de varones que tienen sexo con otros varones en términos de categorías de género y de identidad sexual.

Materiales y métodos

Haciendo uso de la metodología de *scoping review*, se realizó una revisión de la literatura de estudios cualitativos y mixtos (excluyéndose los cuantitativos, dado que no ofrecen una comprensión de las masculinidades), tesis y capítulos de libros realizados en y de población en América Latina, en idioma español, inglés y portugués. En la Figura I se presentan los descriptores utilizados, así como el proceso de búsqueda y selección de los artículos.

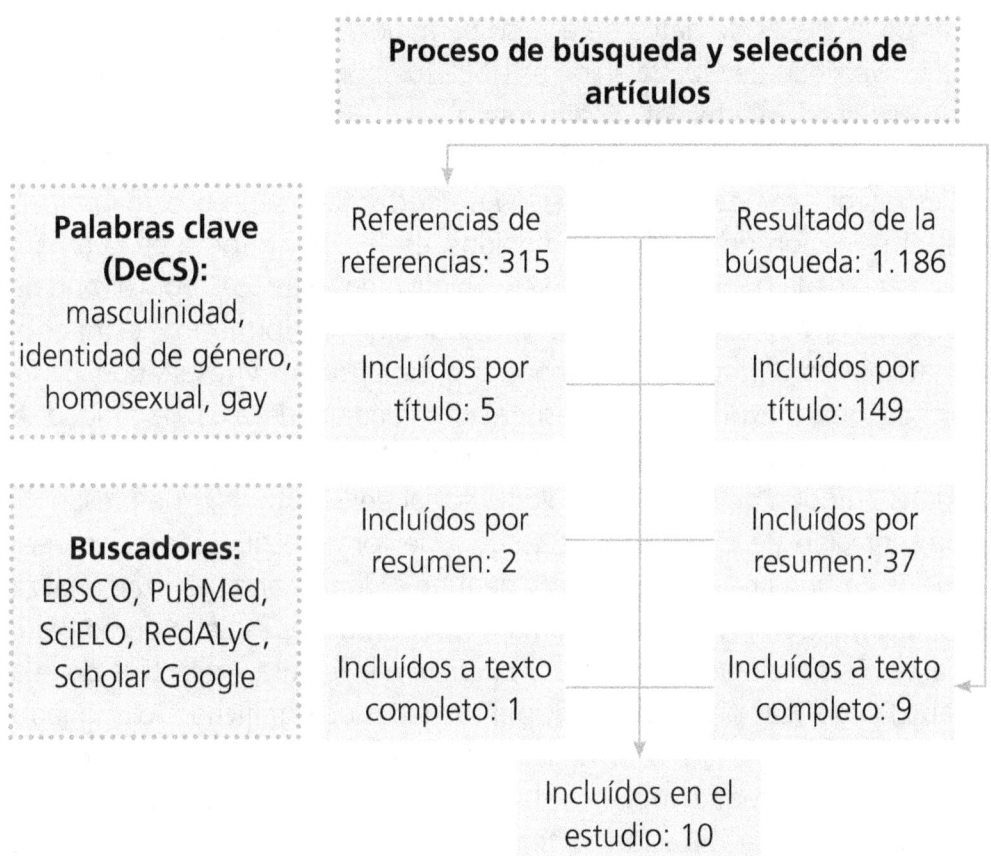

Proceso de búsqueda y selección de artículos

Palabras clave (DeCS): masculinidad, identidad de género, homosexual, gay	Referencias de referencias: 315	Resultado de la búsqueda: 1.186
	Incluídos por título: 5	Incluídos por título: 149
Buscadores: EBSCO, PubMed, SciELO, RedALyC, Scholar Google	Incluídos por resumen: 2	Incluídos por resumen: 37
	Incluídos a texto completo: 1	Incluídos a texto completo: 9
	Incluídos en el estudio: 10	

Figura I. Descriptores y procedimiento de búsqueda y selección de artículos. *Fuente:* Elaborado por la autora.

La selección de los estudios se dio en siete fases. *Primera fase: selección por título.* Se tomaron en cuenta aquellos que contuvieran al menos uno de los descriptores clave. *Segunda fase: selección por contenido del resumen.* Fueron elegidos aquellos que describieran las masculinidades desde el punto de vista de los actores, es decir, que las muestras de los estudios estuvieran compuestas por varones que tienen sexo con otros varones de cualquier edad, empero se excluyeron investigaciones que trabajaron con población transexual e intersexual. *Tercera fase: selección por contenido del texto completo.* Se excluyeron las cartas al editor, ensayos y revisiones de literatura. *Cuarta fase: selección de referencias de las referencias.* De los estudios que cumplieron con los criterios de las tres primeras fases, se remitió a sus referencias para la búsqueda de artículos útiles para la revisión, a los cuales fueron aplicados los mismos criterios descritos anteriormente. *Quinta fase: obtención de los textos completos.* El 80 % de los estudios se obtuvieron a través de las bases de datos de acceso permitido por licencia de estudiante de la Universidad de Guadalajara, el 10 % fue por medio de bases de datos de acceso libre en internet, finalmente el resto de los artículos fueron solicitados a los autores originales al no ser obtenidos mediante las primeras dos estrategias. *Sexta fase: extracción de datos.* Se diseñó una matriz para la sistematización de los datos obtenidos, en la cual se tomó en cuanta el lugar y año de la publicación, autores, objetivo del estudio, tipo y diseño del estudio, técnicas e instrumento de recolección de la información, estrategias de tratamiento de los datos, categorías o dimensiones y resultados, de los cuales se tomó como ejes de análisis: a) identidad genérica e b) identidad sexual. *Séptima fase: análisis de la información.* Se realizó un análisis temático desde el enfoque de la fenomenología social de Schutz [7], que presupone la presentación de un objeto de estudio de forma esquemática, es decir, modelos de significados. Asimismo, permite "identificar, organizar, analizar en detalle y reportar patrones o temas" [7]. Como etapas del proceso Braun y Clarke [7] mencionan seis pasos: 1) Refiere a la lectura y relectura del material; 2) Organización de los datos por unidades de significado relacionados con el objeto de estudio; 3) Organización de los códigos en niveles que muestren los diferentes aspectos del objeto de estudio; 4) Recodificación y delimitación; 5) Identificación de temas y subtemas y su jerarquización; y 6) Redacción de resultados.

Resultados y discusión

En el Cuadro I se visualizan las características de los trabajos incluidos en la revisión, que correspondieron al 1996 a 2013, realizados mayoritariamente en Brasil y México, nueve de ellos realizados desde un diseño cualitativo. Respecto a las perspectivas teóricas la fenomenología tuvo mayor frecuencia; como estrategias para la recolección de la información fue predominantemente por entrevistas individuales semiestructuradas; la estrategia de análisis de la información más utilizada fue la teoría fundamentada, aunque seis estudios realizaron un tratamiento de tipo cualitativo, pero no especificaron cuál era. La población de estudio fue respecto a varones que tienen sexo con varones y tres de los estudios trabajaron con travestis. En los estudios fueron identificados dimensiones referentes a la masculinidad como significados, convenciones sociales y negociación de la construcción de la masculinidad.

Cuadro I. Características de los estudios incluidos en la revisión

Características		Frecuencia
Año de publicación	1996 [8], 2008 [9, 10], 2009 [11, 12], 2010 [13-15], 2012 [16], 2013 [17]	10
Lugar de realización del estudio	Brasil [11, 12, 15]	3
	Chile [13]	1
	Ecuador [14]	1
	México [8-10, 16]	4
	Perú [17]	1
Diseño del estudio	Cualitativo [8-16]	9
	Mixto [17]	1
Perspectiva teórica	Etnografía [8, 11]	2
	Teoría fundamentada [15]	1
	Representaciones sociales [13]	1
	Fenomenología [9, 10, 16]	3
	No especifica [12, 14, 17]	3
Recolección de la información*	Entrevista individual semiestructurada [9-11, 13-16]	7
	Entrevista a grupo focal [17]	1
	Observación participante [11]	1
	Diarios de campo [11]	1
	Encuesta [17]	1
Tratamiento de la información	Teoría fundamentada [15, 17]	2
	Diseño diamante [13]	1
	Análisis de tipo cualitativo no especificado [8-10, 12, 14, 16]	6
	Análisis estadístico [17]	1
Población de estudio*	Varones que tienen sexo con varones [1-10]	10
	Travestis [9, 12, 14]	3
	Bailarines desnudistas [9]	1
Dimensiones identificadas respecto a la masculinidad*	Negociación de la construcción [8-10, 12, 14-17]	8
	Significados [8, 10, 11, 13, 17]	5
	Convenciones sociales [8, 11, 12, 14]	4

* Estudios reportan más de un ítem. *Fuente:* Elaboración de la autora.

Los resultados de los estudios fueron organizados respecto a coincidencias en sus hallazgos, dentro de este proceso se identificaron elementos de la identidad de género y sexual (Cuadro II) que se describen a continuación.

Identidad de género

Fue descrita como un proceso interno de identificación de un individuo con alguna categoría genérica, que es una construcción social [8-17]; en este sentido la construcción de esta identidad es negociable y depende de los límites de su comportamiento sexual y las categorías genéricas disponibles en su contexto [8-10, 12, 14-17], mismas que poseen una imagen y significados [8, 10, 11, 13, 17], así como diferentes convencionalismos dependiendo del espacio geográfico [8, 11, 12, 14].

La identidad sexual

Corresponde a un sentido de pertenencia interno que se externa, se declara al mundo, no es negociable y está estrechamente relacionado a un sentido biológico.

Con base en estos dos conceptos se identificaron opciones de identidad genérica: 1) Consolidación heterosexual y 2) La proximidad a lo femenino.

Consolidación heterosexual

Se enmarcó dentro del límite sexual activo (penetrar, recibir sexo oral), de imagen no afeminado, que significó virilidad, agresividad, poder y hombría; los convencionalismos asignados a este grupo fueron "hombre gay" [17], "hombrado" [8] y "mayate" [8]. Estos hombres fueron quienes se visualizaban a sí mismos como heterosexuales o bisexuales.

Proximidad a lo femenino. Se encuadró en el límite sexual pasivo (recibir la penetración, dar sexo oral al otro), como imagen estereotipada fue el varón femenino, que significó débil, delicado y llamar la atención respecto a su vestimenta y comportamiento; los convencionalismos asignados estuvieron relacionados a adjetivos femeninos y de carácter ofensivo (Cuadro II).

Cuadro II. Objetos y dimensiones identificadas en los estudios

Objetos de estudio	Afirmación heterosexual	Proximidad a lo femenino
Identidad sexual	Heterosexual Bisexual	Homosexual
Identidad de género Negociación Límites sexuales	Activo "Dar"	Pasivo "Recibir"
Significados Imagen	No afeminado*	Afeminado
Significado	Virilidad Agresividad Poder Hombría	Débil Delicado Llamar la atención
Convenciones sociales	"Hombre gay" [17] "Hombrado" [8] "Mayate" [8]	"Puto" [10] "Gay" [12] "Joto" [8] "Loca torcida" [9] "Loca fuerte" [14] "Loca chola afeminada" [15] "Viado" [12] "Mujer sumisa" [12]** "Mujer súper seductora" [12]** "Puta" [16]** "Bahianas"(11)
	"Gay masculino" [17] Ninguna categoría [13]	

Fuente: Elaboración de la autora. *Usar ropa que permita identificarse como varón. **Respecto a trabajadores sexuales.

Conclusiones

La masculinidad mostrada en los estudios incluidos se remitió al proceso de negociación, las imágenes, significados y convencionalismos sociales; sin embargo, como menciona Núñez-Noriega [18] se asume el concepto de varón como algo evidente, encajado en la apariencia del individuo y no a partir de su propio discurso, de esta manera fue común encontrar el análisis de la masculinidad en función del comportamiento sexual.

Respecto al tema de identidad y masculinidad Ramírez-Rodríguez [19] menciona diversos cuestionamientos en tono a la temática; entre ello lo que motiva a la configuración de la identidad, para quienes se presentan, su relación con otras formas identitarias, sus efectos en el individuo y su vínculo con los aspectos socio-culturales.

Al respecto puede concluirse a partir de los estudios que dichas identidades se construyen tanto para el individuo como para la sociedad que les rodea, es una forma de presentación ante el mundo, que los diferencia y adhiere a un grupo particular; entre las motivaciones pudo identificarse la necesidad de mantener un status (seguir perteneciendo al grupo mayoritario heterosexual), por miedo al rechazo, el estigma y la segregación; queda claro que estas identidades presentadas se encuentran estrechamente relacionadas a modelos tradicionales sobre lo masculino y lo femenino; respecto a los efectos se obvia la exclusión, agresión y victimización, mientras que la emotividad se mantiene en el miedo y la confusión.

Otro de los puntos llamativos es el énfasis en poblaciones segregadas como trabajadores sexuales, describiendo dos tipos de masculinidades afirmación heterosexual y aproximación a la feminidad, que pueden ser realidades parcializadas ya que no representan a otros grupos de varones que tienen sexo con varones. Además, el uso de los términos identidad de género y sexual fueron usadas por algunos autores como sinónimo, y la mayoría no hizo una distinción clara entre ambos al momento de presentar resultados.

Finalmente, puede observarse que existen vacíos importantes en el conocimiento respecto a la conceptualización de qué es ser hombre y la masculinidad de varones que tienen sexo con varones que no pertenecen a grupos de servidores sexuales.

Referencias bibliográficas

1. Carrillo H. Neither machos nor maricones: Masculinities and emerging male homosexual identities in Mexico. In: Gutman MC, editor. Changing Men and Masculinities in Latin America. Estados Unidos Durham: Duke University Press; 2003. p. 351–69.

2. Keijzer B. Hasta donde el cuerpo aguante: género, cuerpo y salud masculina. In: Heredia UPC, editor. La salud como derecho ciudadano: perspectivas y propuestas desde América Latina. Perú2001.

3. Dowsset G. "Yo te enseño el mío si tú me enseñas el tuyo: hombres gay, investigación sobre masculinidades, estudios sobre hombres y sexualidad". In: Amuchástegui A, Szasz I, editors. Sucede que me canso de ser hombre Relatos y reflexiones sobre hombres y masculinidades en México. El Colegio de México: México 2007.

4. Giddens A. Sexualidad y género In: Giddens A, editor. Sociología España: Alianza Editorial 2010. p. 610-60.

5. Mondine FM. Una historia natural de la homosexual España: Paidós; 2008.

6. Wallerstein I. Abrir las ciencias sociales. México Siglo XXI Editores 2002.

7. Mieles-Barrera MD, Tonon G, Alvarado-SAlgado SV. Investigación cualitativa: el análisis temático para el tratamiento de la información desde el enfoque de la fenomenología so-

cial. Universitarias Humanística. 2012;74(2):195-225.

8. Prieur A. Domination and desire: Male homosexuality and the construction of masculinity in Mexico. In: M. M, K.A. S, editors. Machos, mistresses and madonnas: Contesting the power of Latin American gender imagery. Francia: Verso; 1996. p. 83-107.

9. Córdova-Plaza R. Identidades sexuales y prácticas corporales entre trabajadores del sexo de las cuidades de Xalapa y Veracruz. Nueva Antropología. 2008;21(69):83-103.

10. Parrini R, Amuchástegui A. Un nombre propio, un lugar común. Subjetividad, ciudadanía y sexualidad en México: el Club Gay Amazonas. Debate Feminista. 2008;37(2):179-96.

11. Alburquerque de Braz C. Machos a la media luz: miradas de una antropología propia Revista de Antropología Iberoamericana. 2009;4(3):443-67.

12. Vieira-García MR. Identity as a "patchwork: aspects of identity among low-income Brazilian trasvestis. Culture, Health & Sexuality. 2009;11(6):611-23.

13. Rosales-Astudillo EM. De la construcción subjetiva de la masculinidad en hombres homosexuales. Hacia la multiplicidad de los géneros. Chile Universiadd del Bio-Bio; 2010.

14. Sancho-Ordónez F. "Locas" y "fuertes": cuerpos precarios en el Guayaquil del siglo XXI. Íconos. 2010;39(5):97-110.

15. Voon-Chin P. Shifting sexual boundaries: comparing gay-identified and non-gay-identified men who have sex with men in Brazil and in the USA. Sexualities. 2010;13(5):583-98.

16. Mendoza C. Beyond sex turism: gay turists and male sex workers in Puerto Vallarta (Western Mexico). International Journal of Turism Research. 2012;15(1):122-37.

17. Clark J, Salvatierra J, Segura E, Salazar X, Konda K, Perez-Brumer A, et al. Moderno love: sexual role-based identities and HIV/STI prevention among men who have sex with men in Lima, Perú. AIDS Behavior. 2012;17(1):1313-28.

18. Núñez-Noriega G. Los "hombres" en los estudios de género de los "hombres": un reto desde los estudios queer. In: Ramírez-Rodríguez JC, Uribe-Vázquez G, editors. Masculinidades: el juego de género de los hombres en el que participan las mujeres. México 2008.

19. Ramírez-Rodríguez JC. Ejes estructurales y temáticos de análisis del género de los hombres. Una aproximación. In: Ramírez-Rodríguez JC, Uribe-Vázquez G, editors. Masculinidades: el juedo de género de los hombres en el que participan las mujeres. México 2008.

Salud mental en indígenas

García-Hernández, Isaura Matilde

Introducción

La salud mental debe entenderse como *"un estado de bienestar en el cual el individuo es consciente de sus propias capacidades, puede afrontar las tensiones normales de la vida, puede trabajar de forma productiva y fructífera y es capaz de hacer una contribución a su comunidad"* [1]. Este concepto pretende incluir a todo tipo de población y sociedad en el mundo. Sin embargo, es necesario considerar el contexto. Al hablar de países social- y culturalmente diversos, en ocasiones se observa que la población indígena es quien presenta los menores niveles de escolaridad, empleo, economía, vivienda y salud [2], lo que contrasta con la definición individualista de la Organización Mundial de la Salud. Pues, además de las propias capacidades de afrontamiento, las personas experimentan sucesos y eventos específicos propios de las condiciones sociales y culturales que les generan sentimientos de angustia y estrés, y estas expresiones adquieren significado según el contexto donde se manifiestan [3].

Al considerar la diversidad cultural, nos encontramos específicamente con los indígenas que traen consigo una convivencia y cosmovisión propia, que se ve afectada por factores sociales, económicos, y psicológicos que identifica necesidades muy particulares en salud mental. Con base a lo anterior es que se planteó el objetivo de esta revisión de la literatura: identificar estudios empíricos sobre salud mental en población indígena.

Materiales y métodos

Se llevó una revisión panorámica de la literatura, para guiar la revisión se realizaron los siguientes pasos: 1) Identificar la pregunta y/u objetivo de investigación, 2) Identificar las palabras claves, 3) Utilizar las palabras claves para buscar referencias, 4) Recuperar las referencias, 5) Proceso de selección de artículos, y 6) Síntesis de artículos a través de matrices que identifican autor-año, objetivo, tipo de estudio, metodología, variables y resultados.

Se tuvieron en cuenta los artículos de estudios relacionados con la salud mental de los indígenas, disponibles en los siguientes índices y bases de datos: *PudMed, ERIC, APA, EBSCO, Science Direc, Sage Journals* y *Springerlink*. Para asegurar los artículos relevantes, se incorporaron las palabras clave: *"mental health" AND "indigenous"*. Utilizando palabras complementarias: *stress, depression, AND Indians, ethnic, native, race*.

Se buscaron artículos de todos los años, es decir, no se estableció un límite temporal de publicación, ya que el objetivo de esta revisión fue identificar la mayor cantidad de literatura científica disponible en torno al tema. Se registraron los artículos en una bitácora para llevar un control de las combinaciones de las palabras claves, después se recuperaron los documentos de las bases de datos, para pasar al proceso de selección, que incluyó la búsqueda de referencias de las referencias seleccionadas. La selección de artículos se realizó con base en las palabras claves contenidas en los títulos, considerando sinónimos, términos generales, términos relacionados con las palabras principales, en el resumen que las palabras claves del título sean satisfactorio y que haya una relación entre ellas donde *"mental health"* este directamente relacionada con los términos similares de *"indigenous"* y en el manuscrito completo que las palabras claves se expliquen, se relacionen y den cuenta sobre la salud mental en indígenas.

Los criterios de inclusión fueron: artículos empíricos en español e inglés de estudios cualitativos, cuantitativos y mixtos, que la población incluyera niños, adolecente, jóvenes y adultos de ambos sexos de todas las culturas étnicas. Una vez recuperadas las referencias, se hizo lectura para afinar la búsqueda y selección de artículos que aportaran al objetivo de la revisión, en este proceso se eliminaron algunas ya que no cumplieron con los criterios, y se buscaron las referencias de las referencias, hasta quedar con 24 artículos incluidos (Figura I).

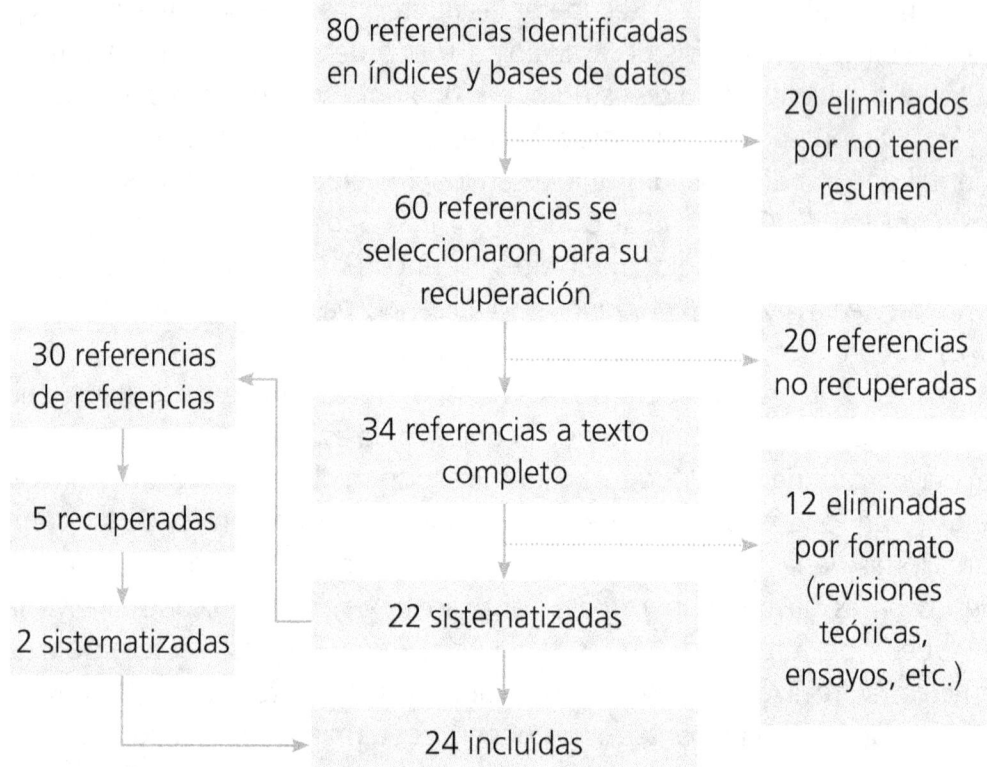

Figura I. Proceso de búsqueda y selección de referencias. *Fuente:* Elaboración de la autora.

Resultados y discusión

Se incluyeron 24 artículos: 12 estudios cuantitativos, 7 estudios cualitativos y 5 estudios mixtos. En cuanto los grupos étnicos incluidos en dichos estudios, se identificaron: 1) Afroamericanos, europeos americanos, hispanos americanos, mexicanos, multirraciales, birraciales, sudamericanos y blancos de Estados Unidos de América, 2) Nativos americanos/ Nativos de Alaska, 3) Aborígenes de Australia, 4) Aimaras de Chile.

En cuanto a los países donde se realizaron las investigaciones se observó de mayor a menor número de estudios: Estados Unidos, Australia, Reino Unido, Londres y Chile. Referente a la edad en niños se encontró el rango de 5 a 15 años, en jóvenes de 16 a 20 años, adultos de 22 años hasta alcanzar los 83 años. Con respecto al género, solo 2 estudios se referían únicamente a mujeres y 2 particularmente a hombres (Cuadro I).

Cuadro I. Estudios sobre salud en mental en indígenas (1997-2014)

Primer autor, año	Lugar de estudio	Tipo de estudio	Muestra	Grupo étnico	Variable estudiada
Banta, 2013	California, Estados Unidos de América	Cuantitativo	17, 705 niños de 5 a 11 años.	Asiáticos	Visitas a centros de salud mental
Brown, 2012	Australia	Cualitativo	6 Ngangkari Tjuta (curanderos tradicionales)	Aborígenes australianos	
Caqueo-Urízar, 2014	Chile	Cuantitativo	748 niños de 9 a 15 años	Niños Aymara	Estrés y depresión en niños
Carey, 2013	Australia	Cualitativo	21 indígenas beneficiarios	Aborígenes australianos	Servicio de salud mental
Choi, 2006	Texas, Estados Unidos de América	Cualitativo	316 adolecentes	Afroamericanos, Europeos Americanos, Hispanos Amerincanos	
Cokley, 2013	Estados Unidos de América	Cuantitativo	240 estudiantes de minoría étnica	Asiático-americanos, latinos de estados unidos, afroamericanos, birraciales	Estrés, sentimiento de impostor y salud mental
Crofoot, 2007	Estados Unidos de América	Cualitativo	Indios americanos de 18 años en adelante	Indios Americanos/ Nativos de Alaska	
Duarte, 2005	New York.	Cuantitativo	Niños de 5 a 13 años cuyo origen sea Puertorriqueño	Origen puertorriqueño	Estrés cultural
Evans-Campbell, 2006	New York	Cuantitativo	112 mujeres de 18 a 77 años	Indios Americanos/ Nativos de Alaska	Salud, y salud mental
Evans-Campbell, 2012	Estados Unidos de América	Mixto	447 indios americanos de 39 años	Indios Americanos/ Nativos de Alaska	Salud mental

Primer autor, año	Lugar de estudio	Tipo de estudio	Muestra	Grupo étnico	Variable estudiada
Fischer, 2014	Estados Unidos de América	Cuantitativo	4766 de estudiantes de un promedio de 16 años	Afroamericanos, indios americanos, hispanos, multirraciales y blancos	Identidad étnica y salud mental
Gómez, 2011	Estados Unidos de América	Cuantitativo	969 mujeres de 18 a 25 años	Hispanos/ latinos, blancos, Afroamericanos, Asiáticos e Indios americanos	Depresión, estrés aculturativo y discriminación
Hirsch, 2012	Estados Unidos de América	Cuantitativo	385 voluntarios de un promedio de 19 años	Hispanos/ latinos, blancos, Afroamericanos, Asiáticos e Indios americanos	Estrés
Hunter, 2010	Estados Unidos de América	Mixto	133 participantes	Afroamericanos	Estrés breve
Iwasaki, 2010	Estados Unidos de América	Cualitativo	50 indios americanos de 19 a 83 años	25 nativos americanos y 25 nativos americanos mixtos	Servicios de salud mental
Kim, 2012	California, Estados Unidos de América	Cuantitativo	3, 609, 038 que se auto-identificaban	Afro Americanos, Indios Americanos, Mexicanos, Sudamericanos	Angustias psicológicas
Miller, 2005	Reino Unido	Mixto	209 participantes de la Unión Nacional de Maestros	No especifica	Discriminación étnica Bienestar mental
Paradies, 2012	Australia	Cuantitativo	164 personas mayores de 15 años	Auto-identificaron como indígenas	Control de estrés, experiencia racismo indígena
Paukert, 2006	Estados Unidos de América	Cuantitativo	96 mujeres con un promedio de 22 años		Estrés y aculturación

Primer autor, año	Lugar de estudio	Tipo de estudio	Muestra	Grupo étnico	Variable estudiada
Rosenthal, 2012	Nueva York	Cuantitativo	954 jóvenes de 18 19 años que viven en los barrios Queen	Afroamericanos, latinos, hispanos y no hispanos	Trastornos psicológico
Sisley, 2011	Londres	Cualitativo	7 mujeres	Africanas del Caribe	Angustias, Influencias sociales y culturales
Vacek, 2010	Estados Unidos de América	Cuantitativo	137 estudiantes de 12 a 15 años	Hispanos, Asiáticos-americanos, afroamericanos, birracial, europeos americanos	
Volle-bergh, 1997	Países Bajos	Mixto	705 alumnos de secundaria	Holandés, holandés autóctono y autóctono	Estrés psíquico y depresión
Yurko-vich, 2012	Estados Unidos de América	Cualitativo	18 indios americanos de 21 a 54 años	Indios Americanos/ Nativos de Alaska	

Fuente: Elaboración de la autora.

Estrés aculturativo

El estrés se define como una situación en la que las demandas externas o internas superan los recursos adaptativos del individuo [4]. Puede generarse en ocasiones debido a la migración o como una estrategia de adaptación denominada aculturación que tiene lugar cuando la cultura dominante que permea hasta las sociedades y comunidades más pequeñas, con frecuencia utilizada por la población migrante [5].

Según el estudio de Paukert y cols. [6], de corte cuantitativo con mujeres afroamericanas, asiáticas o isleñas del pacifico, hispanas, de medio oriente y de origen étnico mixto que viven en Estados Unidos de América y son inmigrantes de segunda y tercera generación que presentan alto nivel de estrés aculturativo. En los resultados se encontró una correlación estadísticamente significativa con el sexo, es decir los hombres reportaron mayor nivel de estrés aculturativo que las mujeres, además, el origen constituye una variable importante en la determinación del mismo. En cuanto la asociación del estrés y el género, en otro estudio de Vacek y cols. [7] en Estados Unidos de América con estudiantes de 12 a 15 años hispanos, asiáticos, americanos, afroamericanos, birraciales, europeo-americanos que viven en una zona urbana, se reporta que las niñas presentan niveles más altos de estrés que los niños. Sin embargo, en los estudios analizados se encontró que el estrés aculturativo está directamente asociado con la angustia emocional y la depresión.

Cokley y cols. [8], K., Mcclain, S., Enciso, A., & Martinez, M., (2013) por su parte, en su estudio cuantitativo, al examinar la angustia psicológica y el bienestar psicológico no encontró un efecto en función del género, sin embargo, hubo un efecto principal con relación a la variable etnia. Los asiáticos-americanos (M = 44.52, SD = 19.73) presentaron una mayor angustia psicológica que los afroamericanos (M = 37.81, SD = 23 55) y en estos últimos fue mayor en latino/estadounidenses (M = 37,64, SZ) = 22,70). Vollebergh y cols. [9] en un estudio mixto, en Países Bajos con alumnos holandeses autóctonos al igual en estudios anteriores en los que las niñas reportan niveles más altos de estrés y un menor nivel de bienestar.

El estrés aculturativo se presentan mayormente cuando las personas migran de un lugar a otro por lo que llegar en una cultura dominante genera mayores angustias psicológicas, las situaciones sociales pueden provocar altos niveles de estrés que, a su vez, afectan a la salud, a la calidad de vida y la longevidad [10].

Duarte y cols. [11], en un estudio cuantitativo donde hizo una comparación entre grupos de hijos y padres de origen étnico puertorriqueño en dos contextos diferentes, Puerto Rico (PR) y en Bronx, Nueva York (SB), se encontró que la escala de estrés cultural fue más variada en los hijos. Los niños en Puerto Rico reportaron mayores niveles de estrés cultural en una escala de 4 grados, a diferencia de los que viven en Bronx, mientras que los niveles de estrés cultural de los padres no difirieron por región, sin embargo, el estrés cultural de los padres se correlaciona significativamente con los de SB.

Rosenthal y Wilson [12] realizaron una investigación cuantitativa con jóvenes de 18 o 19 años que viven en uno de los barrios de Queen en Nueva York. Las diferencias entre los cuatro principales grupos de raza/etnia en los trastornos psicológicos no fueron estadísticamente significativas. Los datos son consistentes con la hipótesis, ya que son similares en edad, estrato social, la ubicación geográfica y el tipo de comunidad, y no difieren en la angustia presentada.

Hirsch y cols. [13] en su estudio cuantitativo en Estados Unidos de América con 385 voluntarios de 19 años hispanos, blancos, afroamericanos, asiáticos e indios americanos sobre la asociación entre los problemas sociales y el suicidio encontró que la resolución de problemas sociales, la soledad y el estrés presentan una asociación muy significativa (t = -2.26), de manera que tiene una relación con la conducta suicida. Para los participantes hispanos, a diferencia de cualquier otro grupo, el estrés de la vida diaria fue una significativa.

Depresión

Según un estudio realizado por Evans-Campbell y cols. [14], de corte cuantitativo con mujeres nativas americanas de 18 a 77 años. Menciona que las mujeres que presentaron mayor depresión son las que habían vivido violencia interpersonal (65.5%) por lo que la violencia interpersonal puede ser un factor que obstaculiza la salud mental. En cambio, en los resultados de Brown y cols. [15], en su investigación cualitativa con hombres Ngangakari Tjuta (curanderos) aborígenes australianos, de 18 años y más, la depresión la relacionó con la preocupación y tristeza ya que ellos tienen sus propios conceptos desde su visión cultural para esta enfermedad llamaban Kurunpa (está vinculada con el cuerpo y la mente).

Crofoot y cols. [16], en un estudio con indios americanos de 18 años y más que visitaban un centro de atención a salud mental, los diagnósticos indican la presencia de depresión y distimia, trastornos de ansiedad tales como ataques de pánico, trastornos de adaptación, discapacidades generalizados del desarrollo, trastorno bipolar y esquizofrenia. Sin embargo, Sisley y cols. [17], mencionan que depende de las generaciones para determinar el nivel de depresión, ya que las generaciones más grandes tendían a no pedir ayuda para hablar de sus problemas, no obstante, los jóvenes son más abiertos para eso. Por lo tanto, la crianza depende mucho para desencadenar los síntomas de depresión y ansiedad. Evans-Campbell y cols. [18], señalan que los que fueron criados por alguien que estuvo en internado son más propensos de tener ansiedad. Mientras que, para Caqueo-Urízar y cols. [19], en un estudio cuantitativo realizado en Chile con niños de 9 a 15 años done analiza la diferencia sobre la presencia de ansiedad y depresión entre niños aymaras y niños no aymara, por lo que no hubo diferencia significativa en los síntomas de ansiedad o depresión entro los niños, y referente al involucramiento en la cultura solo 48% de los niños aymaras tienen una alta participación.

Discriminación y racismo

La Organización Panamericana de la Salud (OPS) y la Organización Internacional del Trabajo (OIT) en 1999 señalaron que *las minorías étnicas muestran un deterioro en sus condiciones de salud superior a la media de la población general*. Según este informe, las etnias están excluidas en diferentes grados y formas de la protección social en salud en casi todos los países de la región. Un documento de la OPS y la Comisión Económica para América Latina y el Caribe (CEPAL) en 1997 señala que la discriminación étnica es una de las principales causas de inequidad en salud, dadas las condiciones de extrema pobreza en que viven las poblaciones indígenas, subalimentadas y en extrema precariedad sanitaria [20].

Por lo tanto, la revisión incluida de Gómez y cols. [21] en el ámbito social, en su estudio cuantitativo transversal realizado en Estados Unidos, con blancos, asiáticos, latinos, afroamericanos, caribeños entre otras etnias, la discriminación percibida se asociaba con mayor probabilidad de un intento de suicidio. Otros efectos de la discriminación se observan en el estudio cuantitativo de Kim y cols. [22], realizado con afroamericanos, indios americanos, mexicanos y sudamericanos, menciona que presentaron más discriminación debido a la discapacidad los blancos, le siguen, los latinos, y los asiáticos.

Para Choi y cols. [23], en un estudio cualitativo en Texas con adolecentes afroamericanos, europeos americanos, hispanos americanos, entre otros grupos étnicos, los que tienen mayor nivel de discriminación y presentaron niveles bajos de autoestima fueron los asiáticos americanos, en quienes influyen mucho los conflictos familiares.

En cuanto al contexto educativo, Hunter y Joseph [24] realizaron una investigación en Estados Unidos de América sobre universitarios, incluyendo mujeres y hombres de 17 a 20 años. Encontró que los universitarios presentaron un nivel mayor de estrés debido a la raza-cultura y la discriminación. Por otra parte, un estudio de Miller y cols. [25] en Reino Unido con 208 participantes de la Unión Nacional de Profesores (NUT por sus siglas en inglés) de origen asiático, afroamericano y origen mixto o dual. Como el origen étnico impacta en la experiencia de trabajo que genera estrés laboral, insatisfacción laboral y falta de bienestar mental. Los resultados presentaron que la discriminación étnica se revelaba de sus colegas por su origen étnico, además, reportan que los nacidos en el extranjero presentan niveles significativamente más altos de estrés que los que nacieron en Reino Unido. Algunos estaban seguros de que existía racismo en la forma como fueron tratados por el director de la institución.

Paradies, y Cunningham [26] en su estudio cuantitativo en Austria, con adultos que se auto-identificaron como indígenas, se sentían impotentes como reacción ante el racismo, por lo tanto, se generaban en ellos tensión emocional y estrés.

La discriminación junto con el racismo son factores que obstaculizan al desarrollo de la salud mental en minorías étnica, según estos estudios encontrados no hay diferencia en género, pero si la hay en cuanto al origen étnico o a la raza e incluso hasta la discapacidad, la discriminación y el racismo generan sentimiento de suicidio y baja autoestima. En cuanto a lo laboral, genera fuerte sentimiento de impotencia y estrés psicológico.

Influencias sociales y culturales

El desarrollo de una identidad étnica fuerte sirve como factor protector frente a los contextos sociales perjudiciales y posteriores resultados psicológicos negativos para las minorías en juventud [27]. De acuerdo a Fischer y cols. [28], en un estudio cuantitativo de corte transversal realizado en Estados Unidos de América con adolecentes afroamericanos, indios americanos, isleños del pacifico, hispanos, multirraciales y blancos, se encontró que la exploración y afirmación de la identidad están significativamente relacionados con problemas de salud mental. La investigación revelo que la exploración jugó un papel más importante en el desarrollo de los síntomas de ansiedad que los síntomas depresivos. La afirmación se relacionó de manera significativamente positivo a la salud mental. Por lo tanto, mientras más confiado se siente acerca de su identidad étnica es menos probable que se presenten sentimientos de ansiedad o síntomas de depresión.

En esta línea de identidad y salud mental, Iwasaki y Gayle-Byrd [29], en una investigación cualitativa realizada con un grupo focal de nativos americanos (cherokee), observa que las cuestiones de la sangre y el color de piel indica la manera de vivir de un indio. La identidad además es un concepto que no es coherente con su definición orientada occidentalmente. El aspecto de identidad está ligado estrechamente a la salud mental, ya que los sujetos manifiestan que al tener presente su ser indio americano tiene una buena salud mental. También habla del conflicto de ser un indio americano mixto, ya que buscan la oportunidad de encontrar paz y armonía en sus identidades múltiples, cabe resaltar que existen procesos terapéuticos y de curación que funcionan desde sus propias actividades culturales.

Yurkovich y Lattergrass [30] realizaron estudio cualitativo con un grupo focal en Estados Unidos de América con indios americanos/nativos de Alaska, donde el concepto de salud la definieron desde su propia perspectiva y estado cultura: *"tener un equilibrio o un sentido de la armonía, el equilibrio, no por el control de su persona, esto incluye lo espiritual, cognitivo, emocional, social y dominios físicos (...)"*. Los participantes reconocieron las prácticas espirituales como una manera de lidiar con la de represión, perdida y hacer frente los factores de estrés y síntomas de la enfermedad al igual que los resultados de Iwasaki y Gayle-Byrd [29] aquí identifican en su cultura existen alguien con "quien hablar" que cumple con la función formal de un terapeuta, psiquiatra y psicólogos que para ellos se representa en la atención de un familiar, un anciano, ministro, amigo y algún compañero.

Cabe mencionar la importancia de la identidad étnica para generar aspectos negativos o positivos en la salud mental, por una parte, se menciona que la identidad étnica en un contexto muy perjudicial obstaculiza la salud mental, sin embargo, cuanto más se afirma la identidad étnica menos propenso es de sufrir ansiedad o depresión. Otros identificaron desde su perspectiva una estrategia para la depresión utilizando su propia espiritualidad.

Servicios de salud mental para indígenas

Banta y cols. [31], en su estudio cuantitativo de corte transversal, con niños de 5 a 11 años de edad realizado en california, evaluaron la utilización de servicios mentales de acuerdo a la etnia. En él da cuenta de cómo los niños asiáticos que viven en ciudades o zonas rurales y los latinos que viven en la periferia urbana, eran más propensos en recibir atención de salud mental. Los que tienen una familia monoparental son más propensos a utilizar servicios de salud mental, la educación de los padres blancos se asocia positivamente con la probabilidad de utilización de dichos servicios que los afroamericanos.

Iwasaki y Gayle-Byrd [29] realizaron una investigación cualitativa utilizando la herramienta de grupo focal, en Estados Unidos de América con 25 nativos americanos de 19 a 83 años, señalando que los servicios de salud mental orientados a nativos americanos urbanos son muy limitados, por lo cual los nativos exigen la transformación del sistema de salud mental para ser más orientado, y amigable para dicho grupo y sus necesidades de alcance comunitario. También se insistió en la necesidad de un enfoque más holístico/ inclusivo, basado en la cultura y orientado a la comunidad para la salud mental de los nativos americanos más allá de la atención psiquiátrica que integra una amplia gama de enriquecimiento de apoyo culturales / actividades de trascender un enfoque basado en el déficit convencional. Específicamente, mencionó incluyen la realidad de la "culturización" anti-indígena y la estigmatización, especialmente en las zonas urbanas, así como la idea de "vivir una cultura" de una manera más amplia, incluyendo auto-identificación con una cultura.

Carey (2013) en un estudio cualitativo con 21 Indígenas australianos beneficiarios de los servicios sociales y bienestar emocional (SEWBS por sus siglas en inglés) evalúa la organización, el financiamiento, el funcionamiento. En cuanto al funcionamiento se comentó algo relevante para la población con respecto a ampliar el servicio dentro de la comunidad, sin embargo, el servicio varía si el idioma era en inglés o en la lengua de los indígenas.

Conclusiones

La mayoría de los estudios incluidos son de Estados Unidos de América, por lo que se observa que hay un vacío en cuanto a los indígenas en Latinoamérica con respecto al tema de salud mental. En estos estudios se hace referencia a los conceptos "nativo", "etnia", "minorías étnicas", conceptos que son similares con el concepto de "indígenas" sin ser sinónimos, es decir, son constructos con definiciones distintas. El concepto indígena en Latinoamérica se refiere a los pueblos originarios del lugar antes de la conquista, y en ellos se refieren más a las minorías étnicas, en el mayor de los casos designan los pequeños grupos migrantes. También en muy poca literatura revisada se observó en su muestra a "naciones nativas" "aborígenes" y uno de "aimaras". Estos últimos conceptos, además del contexto, cambian un poco la perspectiva de los estudios, acercándose más a los que pudieran realizarse en Latinoamérica.

En lo que respecta a los factores que obstaculizan la salud mental en los indígenas donde se encuentra en la migración asociado con el estrés aculturativo debido a que se llega a un lugar donde permea la cultura dominantes, que genera estrés, angustia emocional, donde algunas personas son más propensas que otras, y que está muy vinculado con la discriminación étnica y el racismo ya que en algunas minorías étnicas llega generar trastornos emocionales, en algunos tratan la depresión como una de las respuesta más comunes en los estudios.

Como factores que facilitan el desarrollo de la salud mental se encuentra con la afirmación de la identidad étnica, sin embargo, en un contexto prejudicial puede generar reacciones emocionales negativas. En cambio, en la mayoría de los estudios cualitativos la muestra se compone de personas nativas americanas/nativos de Alaska, donde las influencias sociales y culturales sobresale a los conceptos planteados referente a la salud mental ya sea que para los nativos reconocen en su cultura termino similares a lo que se refiere como la salud mental, así como los diagnósticos y técnicas terapéuticas. Varios estudios demuestran que un trato desde la perspectiva de los nativos favorece la atención y compresión de la salud mental.

Finalmente, se encontró que en Estados Unidos de América existen centros de atención a salud mental para los nativos americanos, otros estudios hablan del interés y la evaluación de estos centros para ofrecer mayor servicio, sin embargo, se reconoce la necesidad de trabajar desde la perspectiva cultural de los nativos americanos, desde servicios holísticos incluyendo especialistas hasta los curanderos o desde las atenciones en inglés o en la lengua nativa.

Referencias bibliográficas

1. Organización Mundial de la Salud, OMS. Salud mental. Ginebra: OMS, 2014. [consultado, 21 de octubre de 2015]. Recuperado en http://www.who.int/topics/mental_health/es/

2. Lopera JS, Rojas S. Salud mental en poblaciones indígenas. Una aproximación a la problemática de salud pública. Med Univ Pont Boliv. 2012;31(1):42-52.

3. Pedersen D, Kienzler H, Gamarra J, Llaki Ñ. Idioms of distress and suffering among the highland Quechua in the Peruvian Andes. Cult Med Psychiatry. 2010;(34):279-300.

4. Lazarus RS. Stress and emotion: A new synthesis. New York: Springer. 1999.

5. Collazos F, Qureshi A, Antonín M, Tomás-Sábado J. Estrés aculturativo y salud mental en la población inmigrante. Papeles del Psicólogo. 2008;29(3):307-15.

6. Paukert AL, Pettit J, Perez M, Walker RL. Affective and attributional features of acculturative stress among ethnic minority college students. J Psych. 2006;140(5):405-19.

7. Vacek KR, Coyle LD, Vera EM. Stress, self-esteem, hope, optimism, and well-being in urban, ethnic minority adolescents. J Multicult Couns Devel. 2010;38(2):99-111.

8. Cokley K, McClain S, Enciso A, Martinez M. An examination of the impact of minority status stress and impostor feelings on the mental health of diverse ethnic minority college students. J Multicult Couns Devel. 2013;41(2):82-95.

9. Vollebergh WA, Huiberts AM. Stress and ethnic identity in ethnic minority youth the Netherlands. Soc Behav Personal. 1997;25(3):249-59.

10. Cockerham WC. Handbook of medical sociology. Nueva York: Prentice-Hall. 2001.

11. Duarte C, Bird HR, Shrout PE, Wu P, Lewis-Fernández R, Shen S, Canino G. Culture and psychiatric symptoms in Puerto Rican children: longitudinal results from one ethnic group in two contexts. J Child Psychol Psychiatriatry. 2008;49(5):563-72.

12. Rosenthal B, Wilson W. Race/ethnicity and mental health in the first decade of the 21st century. Psychol Rep. 2012;110(2):645-62.

13. Hirsch J, Chang E, Jeglic E. Social problem solving and suicidal behavior: ethnic differences in the moderating effects of loneliness and life stress. Arch Suicide Res. 2012;16(4):303-15.

14. Evans-Campbell T, Lindhorst T, Huang B, Walters KL. Interpersonal violence in the lives of urban American Indian and Alaska native women: implications for health, mental health, and help-seeking. Am J Public Health. 2006;96(8):1416-22.

15. Brown A, Scales U, Beever W, Rickards B, Rowley K, Kerin OD Exploring the expression of depression and distress in aboriginal men in central Australia: a qualitative study. BMC Health Serv Res. 2012;12(97):2-12.

16. Crofoot TL, Harris N, Anne M, Smith KS, Gault J, Brooks G, Holland I. Mental health, health, and substance abuse service needs for the Native American rehabilitation association northwest (NARA NW) in the Portland, Oregon metropolitan area. Am Indian Alask Native Ment Health Res. 2007;14(3):1-23.

17. Sisley EJ, Hutton JM, Louise-Goodbody C, Brown JS. An interpretative phenomenological analysis of African Caribbean women's experiences and management of emotional distress. Health Soc Care Community. 2011;19(4):392-402.

18. Evans-Campbell T, Walters KL, Pearson CR, Campbell CD. Indian boarding school experience, substance use, and mental health among urban two-spirit American Indian/Alaska natives. Am J Drug Alcohol Abuse. 2012;38(5):421-7.

19. Caqueo-Urízar A, Urzúa A, De-Munter K. Mental health of indigenous school children in Northern Chile. BMC Psychiatry. 2014;14(1):1-16.

20. Hopenhayn M, Bello A. Discriminación étnico-racial y xenofobia en América Latina y el Caribe. Santiago Chile. Naciones Unidas, Comisión Económica para América Latina y el Caribe. 2001.

21. Gómez J, Miranda R, Polanco L. Acculturative stress, perceived discrimination, and vulnerability to suicide attempts among emerging adults. J Youth Adolesc. 2011;40(11):1465-76.

22. Kim G, Bryant AN, Parmelee P. Racial/ethnic differences in serious psychological distress among older adults in California. Int J Geriatr Psychiatry. 2012;27(10):1070-7.

23. Choi H, Meininger JC, Roberts RE. Ethnic differences in adolescents' mental distress, social stress, and resources. Adolescence. 2006;41(162):263-83.

24. Hunter C, Joseph N. Racial group identification and its relations to individualism/interdependence and race-related stress in Africa Americans. J Black Psychol. 2010;36(4):483-511.

25. Miller GVF, Travers C. Ethnicity and the experience of work: Job stress and satisfaction

of minority ethnic teachers in the UK. Int Rev Psychiatry. 2005;17(5):317-27.

26. Paradies YC, Cunningham J. The DRUID study: racism and self-assessed health status in an indigenous population. BMC Health Serv Res. 2012;12(1):131-42.

27. Jones HL, Cross WE, DeFour DC. Race-related stress, racial identity attitudes, and mental health among black women. J Black Psychol. 2007;33:208-31.

28. Fischer S, Reynolds JL, Hsu W, Barnes J, Kenneth T. Examining multiracial youth in context: ethnic identity development and mental health outcomes. J Youth Adolesc. 2014;43(10):1688-99.

29. Iwasaki Y, Gayle-Byrd N. Cultural activities, identities, and mental health among urban American Indians with mixed racial/ethnic ancestries. J Youth Adolesc. 2010;43(10):101-14.

30. Yurkovich EE, Lattergrass I. Health-seeking behaviors of Native American Indians with persistent mental illness: completing the circle. Arch Psychiatr Nurs. 2012;26(2):1-11.

31. Banta J, James S, Haviland M, Andersen R. Race/ethnicity, parent-identified emotional difficulties, and mental health visits among California children. J Behav Health Ser Res. 2013;40(1):15-9.

32. Carey T. A qualitative study of a social and emotional well-being service for a remote Indigenous Australian community: implications for access, effectiveness, and sustainability. BMC Health Ser Res. 2013;13(1):1-11.

Paternidad en adolescentes: tema de interés de salud pública

Gómez-González, María del Pilar

Introducción

La paternidad es una construcción social en la que intervienen los individuos, su contexto, cultural e historicidad, que genera cambios en la estructura social del hombre [1] debido a la modificación en diferentes aspectos de la vida de los sujetos como es el estilo de vida, las emociones, la forma como estas se expresan, así como su forma de interactuar en con los demás individuos y la sociedad en general [1], el cual se relaciona desde el punto de vista cultural con la función económica y de protección a la familia, pero que requiere lleva consigo emociones, relaciones afectivas y es considerada un proceso que se construye con la pareja y continua después del nacimiento [2].

El papel paterno en la sociedad está relacionado con la concepción histórico-cultural, la creencia de que el hombre es el encargado de proveer y proteger, relacionado con fuerza, autoridad y trabajo, estos son elementos que la sociedad muestra a los individuos desde que son niños y determinan el comportamiento a lo largo de la vida, generando barreras para la expresión de sentimientos, por lo tanto, la imposibilidad para recibir ayuda en situaciones de riesgo o que ameriten el apoyo por parte de otra persona, sin embargo en la actualidad, debido a que los significados de paternidad son modificables de acuerdo a la temporalidad, los cambios culturales, los hombres han reportado tener interés en llevar a cabo una paternidad mucho responsable y participativa, para lo cual ellos mismos plantean que existen necesidades de conocimiento y cambio que favorezcan esta situación.

Debido a lo antes planteado, el objetivo de este trabajo fue encontrar los estudios sobre la paternidad en hombres adolescentes para caracterizar a esta población, conocer los factores que predisponen la paternidad precoz y demás información relacionada con este papel en la sociedad.

Materiales y métodos

Para abordar la temática se planteó la metodología del *scoping review* con el objetivo de encontrar estudios que aborden la paternidad en los hombres adolescentes, dicha metodología permite hacer un mapeo acerca de los conceptos clave que sustentan un área de investigación, las principales fuentes y tipos de evidencia disponible [3]. Para esta revisión se consideraron: 1) estudios enfocados a determinar los factores que predisponen a una paternidad precoz y la caracterización de la población y 2) estudios que determinaran las emociones de los hombres adolescentes frente a la paternidad.

Para la búsqueda de la información se consultaron los índices y bases de datos PubMed, EBSCO, BIREME, SAGE Journals y Springer, sin límite temporal ni geográfico, con respecto al idioma se incluyeron aquellos que fueran publicados en inglés y español. Para la metodología no se tuvo límite, es decir se incluyeron estudios desde la metodología cuantitativa, cualitativa y mixta. Los términos o palabras clave se obtuvieron a partir de los *thesaurus* MeSH y los de las bases de datos y la literatura revisada, los cuales fueron *paternity* y *adolescents*.

Selección de las referencias

La selección de los documentos se realizó a través de la aplicación de criterios de inclusión como se mencionaron anteriormente con respecto al idioma, temporalidad, lugar de publicación y metodología; para el título y resumen que tuvieran las palabras clave y para el texto completo que la metodología estuviera descrita. Esta selección se realizó en dos niveles, se inició por el título, que tuviera las palabras clave; cuando los títulos cumplían, se pasó a revisar el resumen; al contar con los artículos del primer nivel, se continuó con la recuperación del texto completo, que tuviera la metodología descrita, resultados que dieran información acerca de la paternidad en los hombres adolescentes, significados, factores predictores de la paternidad precoz, emociones y cambios generados debido a la nueva función social. Para realizar el proceso de recuperación del texto completo, en la mayoría de los casos, se necesitó hacer la búsqueda a través de la biblioteca institucional de la Universidad de Guadalajara, y del total de artículos que cumplían con los criterios de inclusión para título y resumen 14 no fueron exitosos.

Extracción y análisis de datos

Se extrajeron los siguientes datos: autor, metodología, lugar y año del estudio, tamaño de la muestra, tipo de población, forma de recolección de datos, temas emergentes, análisis y resultados agrupados según los temas planteados; para este proceso se utilizó una matriz distribuida por autor, objetivo, metodología y resultados.

Resultados y discusión

De los 12 artículos incluidos en la revisión, 6 provenían de Brasil, 4 de Estados Unidos y los 2 restantes de Chile. La metodología fue en 6 de los artículos de corte cualitativo, cuya perspectiva teórica es variada y contempla la teoría fundamentada, fenomenología, antropología, teoría de género, análisis de historia oral y solo un caso no definió esta perspectiva. Los 6 artículos cuantitativos 5 son de cohorte y uno es comparativo.

Los documentos evaluados provinieron de estudios empíricos publicados entre 1989 y 2014. Se identificaron 5 ejes de análisis que fueron: 1) Factores que predisponen a la paternidad precoz, 2) Significado de la paternidad, su relación con el contexto, 3) Reacción por la noticia de la paternidad y cambio en los sentimientos, 4) Cambios percibidos a causa de la paternidad y 5) Necesidades sentidas por los hombres adolescentes.

Factores que predisponen a la paternidad precoz

Los estudios que se han enfocado en identificar los factores que predisponen para una paternidad precoz, en su mayoría son cuantitativos, en Estados Unidos de América por ejemplo se realizaron estudios que permitieron identificar las experiencias de la infancia son un elemento predictor de que un hombre adolescente se convierta en padre; aquellos que han tenido antecedentes de abuso sexual reportan un OR = 1.2 ($IC_{95\%}$ 1.1, 1.4) y para los que tuvieron mal ejemplo, como criminal en casa el OR es de 1.8 [4]. Otros aspectos relacionados que han comprobado es el antecedente de padres adolescentes, lo cual tiene 3 veces más probabilidad comparado con aquellos adolescentes que tuvieron padres adultos o adultos jóvenes [5] existe una relación positiva en aquellos adolescentes que provenían de una familia monoparental, de bajos ingresos económicos, cuya probabilidad es del doble comparado con otro tipo de familias, donde se contaba con ambos padres; el nivel educativo de la madre también es un factor predictor, lo cual aumenta las posibilidades en 26% de los hombres adolescentes para ser padres [6].

En Brasil se han desarrollado un gran número de investigaciones con perspectiva de género, demostrando esos elementos contextuales, culturales, históricos, así como de antecedentes para que se dé la paternidad en los adolescentes a través de los dos tipos de estudios, es decir, con enfoque cualitativo y cuantitativo. Estos últimos coinciden con los realizados en Estados Unidos de América, bajos niveles económicos, familias que empeoraron su condición económica y aquellos que tenían padres con bajos niveles académicos [7, 8], así como aquellos adolescentes que no tenían estudios de secundaria lo cual demostró tener una relación positiva 15 veces más con respecto a los que sí han terminado los estudios [9]. Los estudios cualitativos han demostrado el uso inadecuado de métodos anticonceptivos, la emoción del momento de la relación sexual, por deseo de ser padres o por corresponder a los deseos de la pareja [10, 11].

Significado de la paternidad, su relación con el contexto

El significado de la paternidad ha sido relacionado con el contexto, la cultura, la historia. Es una construcción social que incluye diversos factores como es la relación con la familia, y elementos como es el establecimiento de patrones de comportamiento culturales, como lo es el modelo de la masculinidad hegemónica, donde establece que el hombre es el proveedor, cabeza de familia, donde la expresión de emociones, amor, afecto no son la prioridad [12].

La paternidad es sinónimo de cambio repentino, incluyendo madurez y modificaciones en la vida, y la transición entre la niñez y la adultez y que finalmente permite establecer la identidad masculina, en otras palabras, para los adolescentes significa convertirse en hombres [10, 11].

Es un nuevo rol en la sociedad que se asocia principalmente con cuidado, bienestar del hijo(a), protección, guardián de la familia y proveedor en el aspecto financiero, lo cual es reforzado por la misma sociedad, que establece estos elementos como para definir a un "buen padre".

La experiencia que tengan los padres adolescentes la asocian con el apoyo que reciban de la familia y demás individuos que los rodean. La colaboración en el cuidado del bebe, en las actividades domésticas y algo muy importante en el aspecto financiero determinan que estos jóvenes asuman de manera positiva la nueva experiencia [13].

Reacción por la noticia de la paternidad y cambio en los sentimientos

Existen estudios que han explorado las emociones generadas a causa de la noticia de la paternidad en los hombres adolescentes, en general, los adolescentes han reportado sentimientos de miedo, confusión, desesperación, temor ante la reacción de los padres [14], la desorientación es otro sentimiento que se genera en los adolescentes, lo cual se da por la falta de orientación, apoyo e información sobre la paternidad, porque según lo reportado por adolescentes en Santiago de Chile, los programas van dirigidos principalmente a la educación sexual, prevención del aborto y maltrato infantil [15], coincidiendo con lo reportado en Brasil [16].

Se ha demostrado que las emociones que surgen en el momento de recibir la noticia, principalmente los negativos, son modificados gradualmente por sentimientos positivos como satisfacción, felicidad; así como el entusiasmo después de las primeras semanas, según lo encontrado en una población en Inglaterra [17], otros estudios reportaron que el cambio en las emociones fueron el resultado del contacto con él bebe, a través del ultrasonido o por la percepción del movimiento dentro del vientre [18], esto indica que en muchos casos, requieren la certeza del embarazo para poder tener mayores responsabilidades.

En Chile, realizaron la comparación entre emociones de los padres adolescentes y los padres adultos, donde se encontró que los adolescentes son los que en mayor proporción tienen reacciones de miedo y los adultos de felicidad [19], en otros estudios han encontrado resultados similares, sin embargo, han encontrado que existen pensamientos negativos en los padres adultos y los adolescentes positivos porque esta noticia les permite fortalecer su identidad masculina [15, 20, 21]. También se han encontrado adolescentes que su paternidad fue planeada, por lo que las emociones de estos, son positivos, como la felicidad, orgullo y realización [22, 23].

Los hombres adolescentes que tuvieron la experiencia de un embarazo no planeado, reportan arrepentimiento y las posibles razones por las que llegó la paternidad, entre las cuales reportan que deberían de haber tomado precauciones y esperar un mejor momento para ser padres, no tenían la preparación para afrontar la responsabilidad, uso inadecuado de métodos anticonceptivos, también por la emoción del momento de la relación sexual, falta de dialogo con las parejas y por corresponder a los deseos de la pareja [14].

Cambios percibidos a causa de la paternidad

La paternidad trae consigo muchos cambios, empezando por las prioridades en la vida que ya no son el cumplimiento de sus propios sueños y metas, estas pasan a ser el hijo o hija, la familia y como se ha mencionado, debido al modelo de paternidad dentro de la masculinidad hegemónica cumplir con la proveeduría y protección; todo esto hace que modifiquen su proyecto de vida.

Manifiestan el temor e incluso la molestia por sensación de pérdida de beneficios como la libertad, la posibilidad de disfrutar de actividades típicas de la adolescencia como ir de fiesta, compartir con amigos e incluso la imposibilidad de continuar con los estudios para trabajar y garantizar el bienestar familiar [10, 13, 15].

En un estudio cuantitativo realizado en Chile entre 1990-1994, se encontró que 87% de los padres adolescentes tuvieron cambios personales importantes en sus vidas, modificando conductas que ellos mismos consideraban de riesgo y mal ejemplo, por lo que 42% reporto ser más responsable, 257% "ahora me porto mejor", 9% era más responsable en los estudios, y 15% un cambio negativo relacionado con aumento de conflictos [19], dentro de los cuales están los conflictos con la madre del hijo o hija y también con la familia.

Necesidades sentidas por los hombres adolescentes

La forma de enfrentar el nuevo rol social está relacionada con la forma en cómo se sienten, si hay apoyo por parte de las personas que lo rodean e incluso apoyo de la pareja, en un estudio que se realizó en Chile se encontró que 59% de los adolescentes padres y sus parejas no se sentían preparados. La forma como el nuevo padre enfrentaría la responsabilidad era a través del apoyo económico y emocional en más del 80% [19]. Para lograr este último punto, los adolescentes han reportado diversas metas y necesidades, como son poder estudiar y ser un buen modelo y dar ejemplo a su hijo o hija [24].

Con el objetivo de posicionarse como proveedores, expresaron la necesidad y el deseo de trabajar con el fin de mantener a la familia [13]. Los adolescentes reportan una gran falencia en la sociedad relacionada con los programas de salud sexual y reproductiva, los están dirigidos principalmente a la orientación, educación sexual, prevención de aborto y maltrato infantil, pero no cuentan con temáticas relacionadas específicamente con la paternidad y es por esto que deben extraer información de lo existente.

Teniendo en cuenta estas falencias percibidas, los adolescentes han propuesto la reforma de los programas de prevención, apoyo a la paternidad adolescente desde el aspecto comunitario, familiar, sistema educativo, de los servicios de salud y sociedad en general para tener mayores oportunidades, lograr un buen trabajo para mejorar las condiciones de vida y además manifiestan la importancia de la inclusión en todo el proceso de embarazo, nacimiento y crianza [15].

Conclusiones

El contexto y todos los individuos con que interactúan los hombres adolescentes son elementos fundamentales, determinantes y predictores para una paternidad precoz, la cual se evidencia que se replica en aquellos hogares que se dio el mismo evento, así mismo los antecedentes familiares pueden ser fundamentales para la definición que se le da a la paternidad por parte de los hombres adolescentes está directamente relacionada con el apoyo que reciben de la familia propia y la de la pareja.

El proceso de asimilación de la noticia de la paternidad genera emociones, las cuales son ambivalentes y dinámicas, las cuales se modifican a lo largo del proceso del embarazo.

A pesar de que la imagen del padre como proveedor y protector prevalece en la sociedad, la mayoría de los hombres quieren ejercer una paternidad participativa y afectiva, para lo cual se identifican necesidades y posibles estrategias de mejora.

Referencias bibliográficas

1. Chideya Y, Williams F. Adolescent fathers: Exploring their perceptions of their role as parent. Social Work (South Africa). 2013;49(2):209-21.
2. Jimenez ML. Reflexiones acerca de la paternidad. La Manzana. 2008;3(4).
3. Arksey H, O'Malley L. Scoping studies: towards a methodological framework. International Journal of Social Research Methodology. 2005;81(1):19-32.
4. Anda R, Chapman D, Felitti V, Edwards V, Williamson D, Croft J, et al. Adverse childhood experiences and risk of paternity in teen pregnancy. T American College of Obstetricians and Gynecologists. 2002;100(1).
5. Sispma H, Books K, Cole-Lewis H, Kershaw T. Like father, like son: The intergenerational cycle of adolescent fatherhood. American Journal of Public Health. 2010;100(3).
6. Hanson S, Morrison D, Ginsburg A. The antecedents of teenage fatherhood. Demography. 1989;26(4).
7. Christmon K. The unwed adolescent father's perceptions of his family and of himself as a father. Child and Adolescent Social Work Journal 1990;7(4):275-83.
8. Weinman ML, Smith PB, Buzi RS. Young Fathers: An Analysis of Risk Behaviors and Service Needs. Child and Adolescent Social Work Journal. 2002;19(6):437-53.
9. Gigante DP, Barros FC, Veleda R, Goncalves H, Horta BL, Victora CG. Maternity and paternity in the Pelotas birth cohort from 1982 to 2004-5, Southern Brazil. Rev Saude Publica. 2008;42 Suppl 2:42-50. Epub 2009/01/30.
10. Komura L, Magnoni L. Vivencias de la paternidad en la adolescencia en Revista da Escola de Enfermagen da USP. 2009;43(1).
11. Antunes de Campos E, Pereira de Melo L, Ferreira Farias D. Los significados de la paternidad para los hombres jóvenes en los alrededores de São Paulo-Brasil. Cultura de los Cuidados. 2012;16(33).
12. Freitas W, Silva A, Coelho E, Guedes R, Lucena K, Costa A. Paternity: social responsibility of man's role as provider. Revista de saúde pública. 2009;43(1):85-90.
13. Sampaio K, Villela W, Oliveira E. Meanings attributed to fatherhood by adolescents. Acta Paulista de Enfermagem. 2014;27(1):2-5.
14. Hoga LAK, Reberte LM. Vivencias de la paternidad en la adolescencia en una comunidad brasileña de baja renta. Revista da Escola de Enfermagem da USP. 2009;43(1):110-6.
15. Cruzat C, Aracena M. Significado de la Paternidad en Adolescentes Varones del Sector Sur-Oriente de Santiago. Psykhe. 2006;15(1):29-44.
16. Barreto Duarte J. La relevancia del conocimiento de las representaciones sociales de los adolescentes varones acerca de la paternidad en la adolescencia para el desarrollo de

políticas públicas. Subjetividad y procesos cognitivos. 2013;17(2):17-36.

17. Deave T, Johnson D. The transition to parenthood: what does it mean for fathers? Journal of Advanced Nursing. 2008;63(6):626–33.

18. Kao CH, Long A. First-time Taiwanese expectant fathers' life experiences during the third trimester of pregnancy. Journal of Nursing Research. 2004;12(1).

19. Gonzalez E, Toledo V, Luengo X, Molina T, Meneses R. Paternidad adolescente II: variables familiares e impacto de la paternidad en el padre adolescente. Sociedad Chilena de Obstetricia, Ginecologia Infantil y de la Adolescencia. 1999;6.

20. Schytt E, Bergström M. First-time fathers' expectations and experiences of childbirth in relation to age. Mildwifery. 2014;30:82-8.

21. Iwata H. Experiences of Japanese men during the transition to fatherhood. Journal of transcultural nursing : official journal of the Transcultural Nursing Society / Transcultural Nursing Society. 2014;25(2):159-66. Epub 2014/02/13.

22. Fägerskiöld A. A change in life as experienced by first-time fathers. Scandinavian Journal of Caring Sciences. 2008;22(1):64-71.

23. Sansiriphun N, Kantaruksa K, Klunklin A, Baosuang C, Jordan P. Thai men becoming a first-time fathern. Nursing & Health Sciences. 2010;12:403-9.

24. Lemay CA, Cashman SB, Elfenbein DS, Felice ME. A Qualitative Study of the Meaning of Fatherhood Among Young Urban Fathers. Public Health Nursing. 2010;27(3):221-31.

Actitudes en torno a la prueba de detección temprana del cáncer cérvico-uterino

Velázquez-Mota, Gloria Patricia

Introducción

La salud reproductiva se define como un estado general de bienestar físico, mental y social y no de mera ausencia de enfermedades y dolencias, en todos los aspectos relacionados con el sistema reproductivo, sus funciones y procesos, por lo cual entraña la capacidad de disfrutar de una vida sexual y reproductiva placentera, satisfactoria, saludable y sin riesgos [1]; en ella se contemplan algunas enfermedades crónicas que en la actualidad están ocupando los primeros lugares en la morbilidad y mortalidad poblacional, y que en su mayoría corresponde a países en desarrollo donde las propias circunstancias sociales, políticas y culturales conducen a serios problemas de equidad, justicia y calidad de los servicios de salud.

Se ha señalado que la calidad de los servicios de salud proporcionados puede ser medida en función de la satisfacción de los usuarios, la cual debe ser la base para la evaluación de la atención con la intención de realizar los ajustes pertinentes en busca de la mejora continua [2], sin embargo, también son indispensables los conocimientos de la población ante los temas prioritarios de salud, ya que de ello depende el uso y búsqueda de la atención en cualquier circunstancia, de tal manera que la participación de la población en éstos programas debe ser un llamado de acción intersectorial, multidisciplinaria, continua y permanente.

La salud de las mujeres durante los años reproductivos (entre los 15 y los 49) es importante no sólo para ellas mismas, sino porque también tiene repercusiones en la salud y el desarrollo de la siguiente generación en todos los países, especialmente en los de ingresos bajos y medianos, los factores de riesgo más importantes de muerte y discapacidad en este grupo de edad son la falta de medios anticonceptivos y las prácticas sexuales de riesgo [3].

En estas regiones y sectores uno de los problemas que lamentablemente cobra más vidas, es el cáncer, el cual es un proceso de crecimiento y diseminación incontrolados de células que puede aparecer prácticamente en cualquier lugar del cuerpo [4], representando una carga enorme para quien lo padece, su familia y la sociedad misma. Específicamente, el cáncer cérvicouterino (CaCu) es un problema de salud pública, dado que es el segundo tipo de cáncer más frecuente en mujeres en el mundo con 86% de los casos y 88% de las muertes en países en vías de desarrollo, asimismo, es la causa más importante de años de vida perdidos (por cáncer) entre las mujeres de América Latina y el Caribe, donde se concentran el 13% de los casos y 12% de las muertes que ocurren anualmente en el mundo [5].

Pese al conjunto de recursos humanos y materiales que se tienen para combatir este problema, programas, infraestructura y personal altamente calificado, la tasa de defunción por esta causa si bien ha descendido, sigue lastimando seriamente, es así que la tasa de incidencia en las hispanas fue de 10 por 100,000 mujeres en el 2012, mayor a la que se presenta por todas las razas, y con respecto a la mortalidad en este mismo período de tiempo, las mujeres de raza negra presentaron mayor probabilidad de morir que las de otra raza [6].

No obstante lo anterior, es importante destacar que este problema de salud tiene una ventana de oportunidad alta para evitar el desenlace fatal, se puede prevenir evitando la exposición a factores de riesgo modificables [7], buscando y otorgando atención oportuna, y por supuesto, proporcionando el seguimiento preciso, para lo cual habrá que conocer de manera sensible y detallada las condiciones poblacionales a fin de identificar cuáles serían las alternativas idóneas para atender de manera efectiva esta problemática.

En la actualidad, sin lugar a dudas la prueba de tamizaje más efectiva es el Papanicolaou, el cual consiste en una citología exfoliativa del cérvix, que se recomienda en mujeres que han iniciado su vida sexual activa y con base en el resultado se decidirá la periodicidad con la que se tomará consecutivamente la misma [8, 9]. Por las características particulares de esta prueba, para la prevención es importante la participación de la mujer, en la cual es necesario identificar estudios sobre actitudes en torno a las pruebas de detección temprana del CaCu.

La cobertura de la prueba de Papanicolaou en diversos países no es del todo satisfactoria, ya que las mujeres no se realizan el tamizaje debido a la no percepción del riesgo [10], pese a que saben cuál es el propósito de la prueba. Por otro lado, existen artículos que establecen que, de acuerdo a lo enunciado por las mujeres, ellas saben que hay una prueba para identificar si existen alteraciones en el cérvix que las puedan conducir a cáncer, sin embargo, no acuden a su realización, de igual manera en otro estudio encontraron que solamente un porcentaje reducido (30%) de las mujeres conocen esta prueba de tamizaje [11]. En otros contextos las mujeres muestran pocos conocimientos con respecto a las pruebas citológicas y no eran conscientes de cómo se podían prevenir. En México, el tamizaje para CaCu alcanzó un 38.9% de las mujeres de 20 años y más en 2006 [12], cifra que se ha elevado ya que en 2012 el reporte fue de 48.6%, que aún es insuficiente para cubrir a la población en riesgo [13].

Las cifras expuestas clarifican la deficiente cobertura del tamizaje para CaCu, así como el desalentador acierto de la atención preventiva, en función de acercar a las mujeres a las acciones anticipatorias para mantener su salud, quedando de manifiesto que igualmente es primordial identificar las prácticas en salud que de ellas derivan, ya que por la condición de vulnerabilidad de género, tienen menor autonomía en la toma de decisiones, aún sobre su propio cuerpo lo que redunda en barreras para la detección oportuna y el tratamiento temprano de padecimientos como el CaCu. Pero, de igual forma es necesario revisar lo que pasa en los países en donde las acciones han sido más efectivas, y tienen mejores indicadores al respecto, y por supuesto, conocer la participación de las mujeres en dichos programas.

Por lo anterior se realizó una revisión bibliográfica descriptiva, en la que se llevó a cabo una búsqueda amplia de la información en índices y bases de datos electrónicas, sobre el tema "actitudes en torno a la prevención del cáncer cérvico uterino" en mujeres.

Materiales y métodos

La revisión se llevó a cabo primordialmente con la búsqueda y selección de la información electrónica, en la que previamente se había determinado la elección de las palabras clave a través de una revisión de la literatura. Posteriormente, se diversificó la búsqueda en las bases de datos e índices de revistas de acuerdo a los siguientes criterios de selección: sin restricción de temporalidad, región, edad y escolaridad, limitando solamente el idioma al español e inglés, dado que este último es el más frecuente en la publicación de artículos. La no limitación de temporalidad se debió a la importancia de las características propias de este tema, pues es de interés observar los cambios en las actitudes de las mujeres a través del tiempo.

Con relación a la población se delimitó a mujeres sin restricción de edad, ya que para este tipo de tamizaje la edad varía de acuerdo a las políticas de cada país y las condiciones sexuales de las mujeres, por ejemplo, el inicio de la actividad sexual. Asimismo, no se limitó la situación laboral, raza, creencias religiosas ni orientación sexual. Se incluyeron estudios de cualquier región del mundo, esto es, de los diferentes continentes, lo cual permite tener una panorámica más completa de la situación en torno al tema de estudio.

La estrategia utilizada para la búsqueda de la bibliografía procuró el acceso a varias bases de datos e índices electrónicos. Básicamente, la consulta se derivó en la web, que arrojó suficientes fuentes de información relacionadas específicamente con el objetivo de la revisión, incluyendo estudios empíricos de diseños metodológicos cuantitativos, cualitativos y mixtos. Las palabras clave se obtuvieron de *thesaurus* y se usaron también textos libres. El proceso de búsqueda y selección de artículos y referencias aludido, se expone en la Figura I.

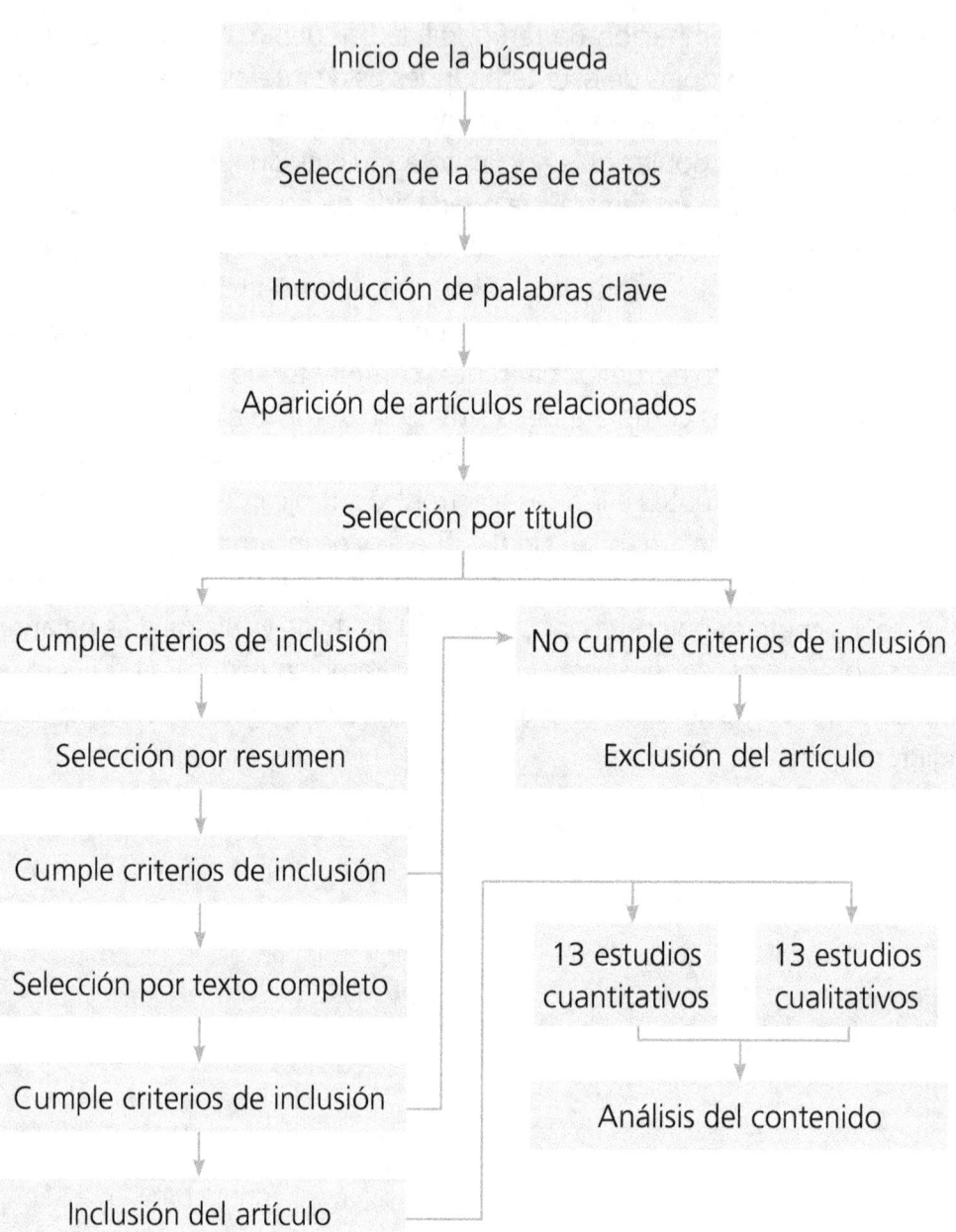

Figura I. Proceso de búsqueda y selección de artículos y referencias para la revisión. *Fuente:* Elaboración de la autora

Resultados y discusión

La información de los artículos se analizó por dominios en: aspectos socio-demográficos, conocimientos y percepciones de las mujeres sobre la prueba de Papanicolaou y CaCu.

Aspectos sociodemográficos

La edad promedio de las mujeres fue de 39.7 años dentro de un intervalo de 19 a 90 años. La distribución etaria fue muy similar entre las regiones incluidas: África, Asia y América. Respecto al estado civil, la población soltera corresponde al 46%. Finalmente, en cuanto a la escolaridad, el 37% de las mujeres tenían estudios de primaria [10, 11, 14-17].

Conocimientos sobre la prueba de Papanicolaou y el CaCu

Respecto al conocimiento de la enfermedad, 56% de las mujeres la identifican, con notorias diferencias entre las poblaciones ya que, por ejemplo, las mujeres de Mozambique y Jordania refieren índices menores, en tanto que solo 30% conocían al respecto, y el 80% de las mujeres en México y Colombia reconocían el padecimiento. Por otra parte, el 23% de la población refiere no saber qué es el padecimiento. Mientras que entre adolescentes la mayoría identifica la definición y el diagnóstico de la enfermedad. A pesar que la mayoría de las mujeres han oído hablar de la enfermedad, se considera insuficiente debido a que la información y educación en salud sobre este tema en particular debería ser del 100%, con el propósito de prevenir al máximo la aparición de esta condición patológica [10, 11, 14-17].

En cuanto al conocimiento sobre la prueba de Papanicolaou, 62.2% de las encuestadas la conocía, de las cuales el estudio de la frontera de México obtuvo el porcentaje más alto, esto con 84.7%. En los estudios que se describen niveles de conocimiento, menos de la mitad (40%) tenían un concepto medio y bajo en el 42%. Se identifica en la literatura que las mujeres jóvenes son las que tienen menos información de este tamizaje, además, de forma general, la población tiene ciertas creencias erróneas, como que evita embarazos o infecciones de transmisión sexual, que por tener pareja estable no requieren realizarse la prueba, o que solo se debe acudir por indicación médica, que son cuestiones que se deben desmitificar [10, 11, 14-17].

Percepciones sobre la prueba de Papanicolaou y el CaCu

En cuanto a las percepciones sobre el CaCu y la prueba de Papanicolaou, existe miedo al resultado de la prueba y al desarrollo de la enfermedad, vergüenza ante la realización del examen en el que se sienten más cómodas cuando es personal femenino quien realiza la toma de la muestra, y la creencia de que el CaCu es el resultado de un castigo divino [10, 11, 14-17].

Asimismo, se observó falta de conciencia sobre la enfermedad y la manera de prevenirla, así como no acudir a la realización de la prueba posterior a la primera relación sexual, ya que menos del 30% de la población la lleva a cabo. Incluso existe personal de atención primaria a la salud que no considera necesario realizar este examen en la edad reproductiva, denotando, además de ignorancia, la ausencia de percepción de riesgo [10, 11, 14-17].

Conclusiones

Se concluye que se requiere hacer más eficiente la educación para la salud en la población femenina, en cualquier ámbito, condición social y región, ya que de esta manera los beneficios serán mayores, así como también, es necesario enfatizar la educación en la población joven, lo que permitirá que gocen de una vida reproductiva y sexual con menor riesgo y, por consiguiente, tengan más años de vida saludables. Asimismo, las creencias de la población son una barrera para el acercamiento a la realización de la prueba de tamizaje. Se requiere profundizar en estudios donde se detallen las conductas de las mujeres ante el CaCu y la aceptación de la prueba de Papanicolaou, a fin de diseñar estrategias de acción inmediatas.

Referencias bibliográficas

1. Uribe ZP, del Río ZA. Salud Reproductiva y Género. En: Hernández A M, Lazcano P E, editores. Salud Pública. Teoría y Práctica. México: Instituto Nacional de Salud Pública y El Manual Moderno. 2013:579-92.

2. Donabedian A. La calidad de la atención médica. Definición y métodos de evaluación. México: La Prensa Médica Mexicana. 1991.

3. Organización Mundial de la Salud. Las mujeres y la salud. Ginebra: Organización Mundial de la Salud. 2009.

4. Organización Mundial de la Salud. Cáncer. Temas de Salud. [Página de internet]. Ginebra: OMS, 2013. [Acceso 14 de abril de 2013]. Disponible en http://www.who.int/topics/cancer/es/

5. Almonte M, Murillo R, Sánchez GI, Jerónimo J, Salmerón J, Ferreccio C, Lazcano-Ponce E, Herrero R. Nuevos paradigmas y desafíos en la prevención y control del cáncer de cuello uterino en América Latina. Salud Publica Mex. 2010;52:544-59.

6. Centro para el Control y la Prevención de Enfermedades. Tasa de cáncer de cuello uterino por raza y grupo étnico. [Base de datos en internet]. Atlanta: CDC, 2015. [Acceso 20 de agosto del 2015]. Disponible en: http://www.cdc.gov/spanish/cancer/cervical/statistics/race.htm

7. Organización Mundial de la Salud. Cáncer. Temas de Salud. Ginebra: OMS, 2014. [Acceso 14 de abril de 2014]. Disponible en http://www.who.int/topics/cancer/es/

8. Gómez-Jauregui AJ. Costos y calidad de la prueba de detección oportuna del cáncer cervicouterino en una clínica pública y en una organización no gubernamental. Salud Publica Mex. 2001;43(4):279-88.

9. Rodríguez-Fraustro M, Lunar T, Lara Martínez GM, López Gómez G. Calidad en la toma de muestra para la detección oportuna de cáncer cérvico uterino. Rev Mex Patol Clin. 2006;53(4):229-34

10. Leyva M, Byrd T, Tarwater P. Attitudes towards cervical cancer screening: a study of beliefs among women in Mexico. University of Texas Health Science Center at Houston, School of Public Health. 2005.

11. Audet C M, Matos C S, Blevins M, Cardoso A, Moon T D. Acceptability of cervical cancer screening in rural Mozambique. Health Education Research. 2012.

12. Secretaría de Salud. Encuesta Nacional de Salud. Cuernavaca: Instituto Nacional de Salud Pública, Secretaría de Salud. 2006

13. Secretaría de Salud. Encuesta Nacional de Salud y Nutrición. Cuernavaca: Instituto Nacional de Salud Pública, Secretaría de Salud. 2012

14. Huamani C, Hurtado O A, Guardia R M, Rca M J. Conocimientos y actitudes sobre la toma de Papanicolaou en mujeres de Lima, Perú 2007. Revista Peruana de Medicina Experimental y Salud Pública. 2008;25(1):44-50.

15. Bazán F, Posso M, Gutiérrez C. Conocimientos, actitudes y prácticas sobre la prueba de Papnicolaou. An Fac Med Lima. 2007;68(1):47-54.

16. Castro M, Morfin R, Sánchez S, Roca J, Sánchez E, Williams M. Nivel de conocimiento sobre el cáncer cervical y el Papanicolaou en relación al temor, estrés o vergüenza al tamizaje: Estudio transversal en una comunidad pobre. Rev Per Ginecol Obstet. 2005;51(2):94-9.

17. Urrutia T, Concha X, Riquelme G, Padilla O. Conocimientos y conductas preventivas sobre cáncer cérvico-uterino y virus del papiloma humano en un grupo de adolescentes chilenas. Rev Chilena Infectol. 2012;29(6):600-6.

Prescripción inadecuada de medicamentos en el tratamiento del síndrome metabólico en atención primaria

Zavala-González, Marco Antonio

Introducción

La identificación de la asociación causal entre consumo de talidomida y malformaciones congénitas [1, 2] desató un intenso interés mundial por la seguridad de los medicamentos para los seres humanos, que dio origen a la legislación internacional actual en materia de investigación farmacéutica y farmacovigilancia, primero, haciendo obligatorio por la *Food and Drug Administration* (FDA) en 1962, el informe de efectos secundarios y adversos de los medicamentos previo a su comercialización, y posteriormente, haciendo obligatorio por la Organización Mundial de la Salud (OMS) en 1968, el monitoreo de los efectos adversos a los medicamentos en la población posterior a su comercialización [3].

En 1970 el *Boston's Collaborative Drug* comenzó a aplicar los métodos epidemiológicos al estudio del uso de los medicamentos en hospitales luego de su comercialización, lo que permitió definir e identificar múltiples problemas relacionados con los medicamentos (PRM) atribuibles a los diferentes actores que participan en el acto de la prescripción médica: las instituciones, a las que se les atribuye el desabasto y la no dispensación, los médicos, a quienes les corresponde el uso inadecuado, y los pacientes, a quienes les concierne la no adherencia al tratamiento prescrito [4]. El problema del desabasto de medicamentos llevó a que la OMS reconociera el acceso a los medicamentos como un elemento esencial del derecho universal a la salud, y para 1976 se creó la primera lista de medicamentos esenciales, cuyo abastecimiento es obligatorio en los países afiliados a este organismo [5]. Casi una década después, la OMS definió el uso racional de medicamentos por los profesionales de la salud como *"la prescripción de medicación acorde a las necesidades clínicas de los pacientes, en las dosis correspondientes a sus requerimientos individuales, durante un periodo de tiempo adecuado y al menor costo posible para ellos y la comunidad"*, y la prescripción inadecuada o irracional como el incumplimiento de cualquiera de estas condiciones, estimando que 50% a 90% de los medicamentos son prescritos inadecuadamente en el mundo [6]. Estas declaraciones de la OMS intensificaron el estudio del uso de los medicamentos en las poblaciones luego de su comercialización, en aras de medir la prevalencia de los PRM, sus factores asociados y efectos, con el fin último de proponer e implementar estrategias para su solución, con ello surgió la *farmacoepidemiología*, que estudia el uso de los medicamentos en las poblaciones una vez que son puestos a la venta [4], y que emplea un conjunto estandarizado de métodos para generar conocimiento respecto a la comercialización, distribución, prescripción y uso de los medicamentos en la sociedad, considerando sus consecuencias médicas, económicas y sociales, este conjunto de métodos se denomina *estudios de utilización de medicamentos* [7].

Se han publicado diversas revisiones bibliométricas y temáticas sobre la producción científica internacional en materia de farmacoepidemiología [8-13], que coinciden en que la mayoría de los estudios de utilización de medicamentos se enfocan en los antibióticos por el impacto inmediato de su uso inadecuado, como el aumento de la morbilidad y mortalidad a expensas de complicaciones médicas agudas, así como su contribución a la génesis de la resistencia microbiana a estos medicamentos, que impacta sobre la economía de la salud. Asimismo, coinciden en que se requiere profundizar en el estudio de otros grupos farmacológicos como psicofármacos, antinflamatorios y medicamentos de uso crónico como hipoglucemiantes, antihipertensivos e hipolipemiantes, sobre los que se ha investigado poco, dada la morbi-mortalidad atribuida a las enfermedades que motivan su prescripción.

En este sentido, las enfermedades no transmisibles matan a más de 36 millones de personas cada año, siendo las enfermedades cardiovasculares y la diabetes mellitus a las que se les atribuyen la mayoría de las defunciones; casi 80% de las defunciones se producen en países de ingresos bajos y medios, más de 9 millones de las muertes atribuidas a estas se producen en menores de 60 años de edad, y comparten cuatro factores de riesgo: tabaquismo, sedentarismo, alcoholismo y dietas malsanas [14]. En este orden de ideas, la teoría de la disfunción endotelial agrupa a la diabetes mellitus, hipertensión arterial esencial, dislipidemia y obesidad central en una única entidad clínica a la que se denomina *síndrome metabólico*, que explica la asociación de estas enfermedades y su evolución, en la que la prevención secundaria de sus complicaciones, mediada por el uso adecuado de medicamentos es esencial [15].

Teniendo en cuenta lo anterior, se realizó una *scoping review* con el objetivo de describir el conocimiento científico sobre la prescripción médica inadecuada de medicamentos para el tratamiento del síndrome metabólico en el primer nivel de atención a la salud.

Materiales y métodos

Se realizó una revisión de la literatura en artículos en los que se estudió la prescripción médica inadecuada de medicamentos para el tratamiento del síndrome metabólico en el primer nivel de atención a la salud. Se utilizó la metodología de *scoping review*, que se emplea para sintetizar el conocimiento científico e identificar lagunas sobre un tema [16].

Estrategia de búsqueda

La búsqueda bibliográfica se realizó en las bases de datos: MedLine, EBS-CO, SciELO, Dialnet e Imbiomed; desde el comienzo de la indexación de cada una hasta agosto de 2014, incluyendo sólo artículos empíricos escritos en inglés, español o portugués, publicados en cualquier país. Asimismo, se realizó una búsqueda manual de las referencias de las referencias y de las citas de las referencias obtenidas en la búsqueda inicial. Se utilizaron los *medical subject heading* (MeSH), sinónimos, términos genéricos y textos libres que se presentan en el Cuadro I, delimitados por enfermedad y escenario, que se buscaron en el cuerpo de los documentos, de acuerdo a la estrategia descrita por Rumsey [17]. Para la delimitación por enfermedad, se incluyeron las enfermedades que componen el síndrome metabólico (diabetes, hipertensión, dislipidemia y obesidad) según lo descrito por González-Chávez [15]. Estas palabras clave se combinaron utilizando operadores los *booleanos* "AND" y "OR".

Cuadro I. Palabras clave utilizadas en la búsqueda

Palabra clave				
"Medication errors" [MeSH]				
Sinónimos	Términos genéricos	Términos relacionados	Textos libres	Términos especializados
Prescribing errors	Drug related problems	Prescribing practices	Quality of prescribing	Pharmaco-epidemiology
Prescription quality	Drug utilization	Prescribing behavior	Quality of medication	Drug utilization review
Evaluation of drug utilization	Medicine utilization review	Management guidelines	Pharmacological guideline adherence	
Pharmacotherapy quality		Medicine use	Drug use audit	
		Prescribing habits	Surveillance of prescriptions	
Límites				
Limit 1 (Diseases). First level: Metabolic syndrome OR Metabolic syndrome X. Second level: Diabetes Mellitus Type 2 AND/OR Hypertension AND/OR Dyslipidemia				
Limit 2 (Setting). Primary health care OR Primary care				

Fuente: Elaboración del autor.

Selección de las referencias

En primer lugar, se eliminaron los estudios duplicados. La inclusión del resto de las referencias se decidió analizando su título, resumen y texto completo, teniendo en cuenta los criterios de selección. En cuanto al título, se seleccionaron artículos que contenían al menos una palabra clave, sinónimo, término relacionado o texto libre de las listadas en el Cuadro I dentro los límites establecidos (1 y 2). Respecto al resumen, se incluyeron aquellos que además de satisfacer los criterios para el título, contenían al menos un término especializado. Finalmente, en cuanto a los textos completos, se incluyeron aquellos en los que se compararon los medicamentos prescritos por los médicos para el tratamiento de la enfermedad, contra una guía de tratamiento y se reportaron los errores de medicación identificados respecto al apego o no a estos referentes. En la Figura I se muestra el proceso descrito de selección de los artículos. Los textos completos se obtuvieron a través de *Web of Science* e HINARI, salvo uno.

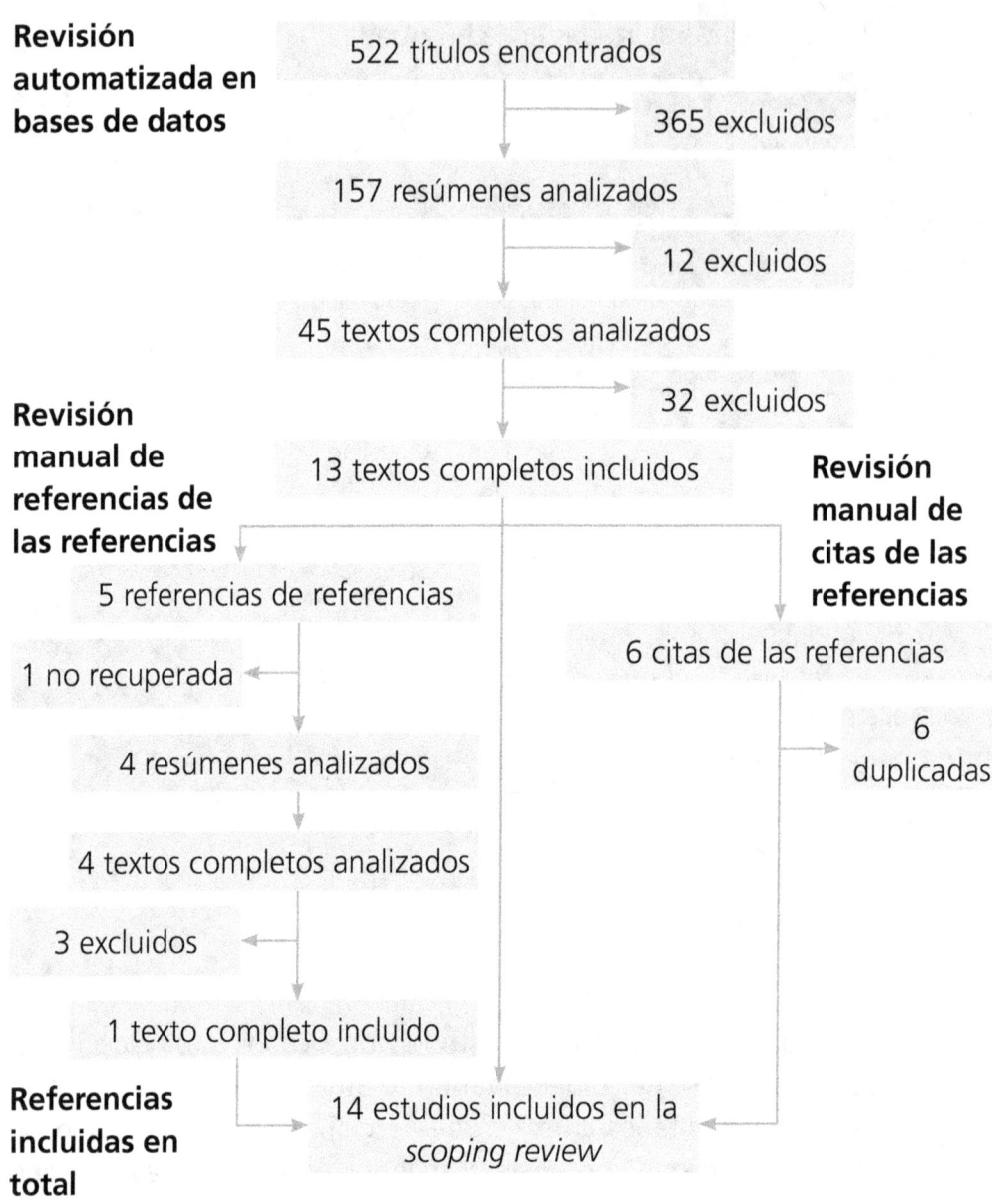

Figura I. Proceso de selección de artículos en la revisión bibliográfica. *Fuente:* Elaboración del autor.

Respecto a los textos completos, se excluyeron aquellos en los que sólo se describieron los medicamentos prescritos [18-34], se midió el costo de las prescripciones sin considerar si hubo error o no al prescribir [35, 36], se evaluó la efectividad del tratamiento farmacológico en la práctica médica cotidiana [37-44], se identificaron errores al escribir la receta y no en la prescripción [45-48], se evaluó sólo el conocimiento de los médicos sobre los medicamentos que prescriben [49], o se evaluó la adherencia de los pacientes al tratamiento [50].

Extracción y análisis de datos

Para analizar la información se elaboró una matriz de extracción de datos para todos los estudios (Anexo 1) en la que se incluyó el primer autor, año y país de la publicación, la enfermedad estudiada, el tipo de estudio de utilización de medicamentos de acuerdo a la taxonomía propuesta por Lee [7], la definición operacional de prescripción inadecuada, la prevalencia de prescripción inadecuada y los errores de prescripción identificados. Adicionalmente, en el caso de los estudios en los que se evaluaron los condicionantes de la prescripción, se incluyó el método de análisis y los factores asociados identificados. Finalmente, en los estudios de intervención, se describió la intervención realizada y el efecto que ésta tuvo sobre las prescripciones inadecuadas. Se obtuvieron distribuciones de frecuencias, así como medidas de tendencia central y de dispersión, y se aplicaron pruebas paramétricas para identificar diferencias estadísticamente significativas.

Resultados y discusión

Se encontraron 14 artículos publicados entre los años 2000 y 2013. Cinco fueron realizados en México [51-55], cuatro en Cuba [56-59], tres en España [60-62], uno en E.U.A. [63] y otro en Brasil [64]. En siete se estudiaron las prescripciones inadecuadas en diabetes mellitus [51-55, 59, 60], en tres hipertensión arterial [56-58], en dos dislipidemia [61, 62] y en dos más, diabetes mellitus con hipertensión arterial concomitante [63, 64]. Nueve fueron estudios de utilización de medicamentos de tipo "esquema terapéutico" y cinco fueron "de intervención"; los estudios de esquema terapéutico fueron cinco en diabetes mellitus [52-55, 59], dos en hipertensión arterial [57, 58] y dos en dislipidemia [61, 62]; mientras que los estudios de intervención fueron dos en diabetes mellitus [51, 60], dos en diabetes mellitus con hipertensión arterial concomitante [63, 64], y uno en hipertensión arterial [56]. No se encontraron estudios sobre síndrome metabólico, es decir, que agruparan tres o más de las enfermedades que lo componen.

Definición de prescripción inadecuada

En ocho estudios se definió la prescripción inadecuada de medicamentos como la falta de apego del médico a las directrices marcadas por la guía de práctica clínica nacional vigente para la enfermedad en cuestión [51-53, 55, 58-60, 64]. Mientras que, en seis se consideró una prescripción como inadecuada al compararla contra el consenso internacional correspondiente para la enfermedad, y, además, contra la farmacopea internacional para identificar interacciones medicamentosas, cuya presencia también fue considerada como parte de su definición operacional [54, 56, 57, 61, 62, 64].

Prevalencia prescripciones inadecuadas

El promedio de prescripciones inadecuadas fue 56.7% ± 24.6%. Al comparar el promedio de prescripciones inadecuadas según su definición, se observó que el promedio de prescripciones inadecuadas de acuerdo a las guías nacionales fue 55.0% ± 29.0%, mientras que de acuerdo a las internacionales fue 59.4% ± 18.1% (T de Student, $p > 0.05$). Por otra parte, al estratificar el promedio de prescripciones inadecuadas en función de la enfermedad, se observó que para diabetes mellitus fue 57.4% ± 25.3%, para hipertensión arterial fue 51.4% ± 35.7% y para dislipidemia fue 61.9% ± 8.6% (ANOVA, $p > 0.05$).

Errores de prescripción

En tres estudios no se comunicaron los errores de prescripción cometidos [53, 54, 62]. En los once estudios restantes, los errores de prescripción más frecuentemente identificados se presentaron en los siguientes intervalos: "intervalo inadecuado" 11.8% – 100%, "dosis inadecuada" 19.1% – 63.3%, "combinación de dosis e intervalo inadecuados" 37.6%, "medicamento inadecuado" 10.6% – 70.2% e "interacciones medicamentosas" 20% – 39.2%, sin diferencia estadísticamente significativa entre países, enfermedades ni definición de prescripción inadecuada (Ji cuadrada, $p > 0.05$).

Factores asociados

Sólo se identificaron factores asociados a una prescripción inadecuada en tres estudios [52, 61, 62] que se muestran en el Cuadro II, dos de ellos fueron en medicamentos para la dislipidemia y el restante para la diabetes mellitus. No se observaron factores coincidentes entre un estudio y otro.

Cuadro II. Factores asociados a una prescripción inadecuada

Primer autor, año	País	Enfermedad	Factores asociados
Durán, 2012 [52]	México	Diabetes mellitus	Horas de trabajo, asistencia a congresos, ausencia de daño a órgano blanco, expectativa de colaboración de familiares en el tratamiento del paciente
Sanz, 2000 [61]	España	Dislipidemia	Procedencia local del paciente, atención primaria, asistencia regular al módulo de prevención primaria
Segade, 2002 [62]	España	Dislipidemia	Sexo masculino, comorbilidad

Fuente: Elaboración del autor.

Intervenciones

En el Cuadro III, se muestran los principales resultados de los estudios de intervención encontrados. Las intervenciones identificadas fueron en su mayoría para reducir el número de errores de prescripción (Casas, 2000; Castro, 2008; Minó, 2012; Taylor, 2003) y sólo un reporte tuvo el objetivo de identificar los errores cometidos (Provin, 2010). Asimismo, sólo tres estudios permiten evaluar la magnitud del efecto de la intervención sobre la reducción del número de errores (Casas, 2000; Castro, 2008; Minó, 2012), entre las cuales, la educación conductista a los médicos mediante difusión de guías de práctica clínica e impartición de seminarios, mostró la mayor tasa de reducción de errores de prescripción.

Cuadro III. Estudios de intervención sobre las prescripciones inadecuadas

1er autor, año	País	Enfermedad	Tipo de intervención	Porcentaje de errores pre-	Porcentaje de errores post-
Casas, 2000 [56]	Cuba	Hipertensión arterial	Educativa conductista	71.1%	32.5%
Castro, 2008 [51]	México	Diabetes mellitus	Educativa constructivista	90.5%	67.9%
Mino, 2012 [54]	México	Diabetes mellitus	Inclusión de un farmacéutico al equipo de salud	29.4%	10.4%
Provin, 2010 [64]	Brasil	Hipertensión arterial y diabetes	Inclusión de un farmacéutico al equipo de salud	No especificado	96%*
Taylor, 2003 [63]	E.U.A.	Diabetes mellitus e hipertensión	Inclusión de un farmacéutico al equipo de salud	No especificado**	No especificado**

*Intervención enfocada en la detección de errores, no en su reducción. **No se obtuvo una prevalencia global pre- y post- intervención, los porcentajes se reportaron para cada error. *Fuente:* Elaboración del autor.

Conclusiones

No existen estudios sobre prescripción inadecuada de medicamentos para el tratamiento del síndrome metabólico en el primer nivel de atención a la salud, mientras que los estudios particulares sobre las enfermedades que lo componen son escasos, lo que constituye una veta de oportunidad para la incursión en el tema. La mayor parte de la producción al respecto procede de México y son en su mayoría estudios descriptivos en los que se evalúa la calidad del esquema terapéutico prescrito por el personal médico, en los que se evidencia que 50% o más de los tratamientos farmacológicos prescritos, lo son inadecuadamente sin importar el criterio de evaluación, la región o la enfermedad de la que se trate, lo que denota un problema.

Son aún más escasos los estudios de intervención y los objetivos que éstos persiguen son heterogéneos en tanto que unos buscan reducir el problema en lo general, otros en lo particular y unos más se enfocan en el diagnóstico del problema que pasa desapercibido. La mayoría de los estudios de intervención se enfocan en la incorporación del farmacéutico al equipo de salud, lo que tiene un costo que no es reportado en el corto, mediano o largo plazo. Las menos de las intervenciones son educativas, que podrían tener una mejor relación costo-beneficio, sin embargo, tampoco se ha reportado la inversión requerida para éstas. Por consiguiente, los futuros estudios de intervención deberían de reportar los costos requeridos para implementar las intervenciones, así como el impacto que éstas tienen sobre el gasto en medicamentos y otras variables importantes para la economía de la salud como el gasto en pruebas de laboratorio y los días-cama en caso de hospitalización por complicaciones agudas de las enfermedades, pues es información valiosa para la toma de decisiones gerenciales en materia de salud.

Finalmente, no se encontraron estudios que evalúen el impacto de las prescripciones inadecuadas sobre el estado de salud de los pacientes que las reciben, en el supuesto de una adherencia perfecta al tratamiento, por lo que valdría la pena realizar estudios de cohorte retrospectivos con análisis multivariados para indagar al respecto.

Referencias bibliográficas

1. McBride WG. Thalidomide and congenital abnormalities. Lancet. 1961;1:45-6.
2. Lenz W. Thalidomide and congenital abnormalities. Lancet. 1961;4:1358-9.
3. Pintado-Vázquez S. La catástrofe de la talidomida en el cincuentenario de su comercialización. JANO. 2009;(1725):34-7.
4. Strom B. What is pharmacoepidemiology? En: Strom B, Kimmel S. (Eds.). Textbook of pharmacoepidemiology (pp. 3-12). Penssylvania: John Wiley & Sons Ltd. 2006:3-12.
5. WHO. The selection of essential drugs. Geneva: World Health Organization. 1977.
6. OMS. Uso racional de los medicamentos. Informe de la conferencia de expertos. Nairobi, 25-29 de noviembre de 1985. Ginebra: Organización Mundial de la Salud. 1986.
7. Lee D, Majumdar SR, Lipton HL, Soumerai SB, Hennessy S, Davis RL, et al. Special applications of pharmacoepidemiology. En: Strom B, Kimmel S. (Eds.). Textbook of pharmacoepidemiology. Penssylvania: John Wiley & Sons Ltd. 2006:399-445.
8. Arrebola-Pascual I, García-López JA. Presence of pharmacoepidemiology in three bibliographic databases: MedLine, IPA and SCI. Pharmacoepidemiol Drug Saf. 2002;11(6):499-502.
9. Álvarez-Luna F. (2004). Farmacoepidemiología. Estudios de utilización de medicamentos. Parte 2: Revisión de trabajos publicados en España. Seg Farmacoterap. 2004;2(3):209-16.
10. Arrebola-Pascual I, García-López JA. Producción científica internacional sobre farmacoepidemiología. Análisis bibliométrico del periodo 1970-1999. Ars Pharmaceutica. 2004;45(3):235-45.
11. Baldoni AO, Guidoni CM, Pereira LRL. A farmacoepidemiologia no Brasil: Estado da arte da produção científica. Rev Universidade Vale do Rio Verde. 2011;9(1):78-88.
12. García-Milán AJ, Alonso-Carbonell L, Furones-Mourelle JA, Cruz-Barrio MA, López-Puig P, León-Cabrera P. Estudios de utilización de medicamentos, análisis bibliométrico de sus publicaciones. Infodir. 2013;17(1):93-102.
13. Mousavi S, Mansouri A, Ahmadvand A. A bibliometric study of publication patterns in rational use of medicines in Iran. Pharmacy Practice. 2013;11(1):38-43.
14. OMS. Informe sobre la situación mundial de las enfermedades no transmisibles 2010. Resumen de orientación. Ginebra: Organización Mundial de la Salud. 2011.
15. González-Chávez A, Alexánderson-Rosas EG, Alvarado-Ruiz R, Becerra-Pérez AR, Camacho-Aguilar J, Carmona-Solís FK, et al. Consenso mexicano sobre el tratamiento integral del síndrome metabólico. Rev Mex Cardiol. 2002;12(1):4-30.
16. Arksey H, O'Malley L. Scoping studies: Towards a methodological framework. Int J Soc Res Meth. 2005;8(1):19-32.
17. Rumsey S. The online searching process. En: Rumsey S. (Ed.). How to find information. A guide for researchers. 2nd edition. England: McGraw-Hill. 2008:49-78.
18. Al-Khaja KAJ, Sequeira RP. Pharmacoepidemiology of antihypertensive drugs in primary care setting on Bahrain between 1998 and 2000. Pharmacoepidemiol Drug Saf. 2006;15:741-8.
19. Chiang CW, Chiu HF, Chen CY, Wu HL, Yang CY. Trends in the use of oral antidiabetic drugs by outpatients in Taiwan: 1997-2003. J Clin Pharm Ther. 2006;31:73-82.
20. De Pablos-Velasco PL, Martínez-Martín FJ, Molero R, Rodríguez-Pérez F, García-Puente I, Caballero A. Patterns of prescription of hypoglycaemic drugs in Gran Canaria (Canary Islands, Spain) and estimation of the prevalence of diabetes mellitus. Diabetes Metab. 2005;31:457-62.
21. Fonseca-Reyes S, Parra-Carrillo JZ, Fregoso-Anguiano A. Prescripción de antihipertensivos en un centro de atención primaria. Med Int Méx. 2001;17(5):213-7.

22. Isaza CA, Osorio FJ, Mesa G, Moncada JC. Patrones de uso de antihipertensivos en 11947 pacientes colombianos. Biomédica. 2002;22:476-85.

23. López-de Castro F, Montero-Fernández MJ, Valles-Fernández N, Fernández-Rodríguez O, Alejandre-Lázaro G, Chacón-Fuertes J. Variabilidad en la prescripción farmacéutica de atención primaria de Castilla La Mancha durante 2003. Rev Esp Salud Pública. 2005;79:551-8.

24. López-Ruiz DA. Atención farmacéutica: evaluación de antidiabéticos orales o insulina y los factores que influyen en su prescripción. [Tesis de Doctorado]. Universidad de Granada, Granada. 2009.

25. Machado JE, Moncada JC, Mesa G. Patrones de prescripción de antilipémicos en un grupo de pacientes colombianos. Rev Panam Salud Pública. 2008;23(3):179-87.

26. Meana-Ibarra JL, Parodi JC, Livia JL. Utilización de medicamentos antihipertensivos en pacientes con hipertensión arterial. Rev Posgrado VIa Cátedra Medicina. 2005;(152):8-12.

27. Patel H, Srishanmuganathan J, Car J, Majeed A. Trends in the prescription and cost of diabetic medications and monitoring equipment in England 1991–2004. J Public Health. 2006;29(1):48-52.

28. Pears E, Hannaford PC, Taylor MW. Gender, age and deprivation differences in the primary care management of hypertension in Scotland: a cross-sectional database study. Fam Pract. 2003;20(1):22-31.

29. Pittrow D, Kirch W, Bramlage P, Lehnert H, Hofler M, Unger T, et al. Patterns of antihypertensive drug utilization in primary care. Eur J Clin Pharmacol. 2004;60(2):135-42.

30. Quaglia NB, Nuñez MH, Marzi MM. Patrones de prescripción de medicamentos e indicadores demográficos en una población diabética de Argentina. Farm Hosp (Madrid). 2012;36(2):92-6.

31. Sequeira RP, Jassim KA, Damanhori AH, Mathur VS. Prescribing pattern of antihypertensive drugs by family physicians and general practitioners in the primary care setting in Bahrain. J Eval Clin Pract. 2002;8(4):407-14.

32. Sequeira RP, Al-Khaja KAJ, Damanhori AHH, Mathur VS. Physician gender and antihypertensive prescription pattern in primary care. J Eval Clin Pract. 2003;9(4):409-15.

33. Wändell PE, Gafvels C. Drug prescription in men and women with type-2 diabetes in Stockholm in 1995 and 2001: change over time. European J Clin Pharmacol. 2002;58(8):547-53.

34. Weekes AJ, Thomas MC. The use of oral antidiabetic agents in primary care. Aust Fam Physician. 2007;36(6):477-80.

35. Cabezas-Gutiérrez N, Renick-Corrales A. Análisis de la prescripción y utilización de medicamentos hipolipemiantes y su efecto en el presupuesto de farmacia del Área de Salud de Alajuela Central, de enero a diciembre 2006. [Tesis de Maestría]. Universidad Estatal a Distancia, Costa Rica. 2009.

36. Johnson JA, Pohar SL, Secnik K, Yurgin N, Hirji Z. Utilization of diabetes medication and cost of testign supplies in Saskatchewan, 2001. BMC Health Services Research. 2006;6:159-65.

37. Al-Khaja KAJ, Sequeira RP, Damanhori AHH. Evaluation of drug therapy and risk factors in diabetic hypertensives: a study of the quality of care provided in diabetic clinics in Bahrain. J Eval Clin Pract. 2005;11(2):121-31.

38. Altavela JL, Jones MK, Ritter M. A prospective trial of a clinical pharmacy intervention in a primary care practice in a capitated payment system. J Man Care Pharm. 2008;14(9):831-43.

39. MacLean CD, Littenberg B, Kennedy AG. Limitations of diabetes pharmacotherapy: results from the Vermont Diabetes Information System Study. BMC Family Practice. 2006;7:50-5.

40. Mejía-Medina JI, Hernández-Torres I, Moreno-Aguilera F, Bazán-Castro M. Asociación de factores de riesgo con el descontrol metabólico de diabetes mellitus, en pacientes de la clínica oriente del ISSSTE. Rev Esp Méd Quir. 2007;12(2):25-30.

41. Olsson J, Lindberg G, Gottsäter M, Lindwall K, Sjöstrand A, Tisell A, Melander A. Differences in pharmacotherapy and in glucose control of type 2 diabetes patients in two neighbouring towns: a longitudinal population-based study. Diabetes Obes Metab. 2001;3:249-53.

42. Sequeira RP, Al-Khaja KAJ, Damanhori AHH. Evaluating the treatment of hypertension in diabetes mellitus: a need for better control? J Eval Clin Pract. 2004;10(1):107-16.

43. Stålhammar J, Berne C, Svärdsudd K. Do guidelines matter? A population-based study of diabetes drug use during 20 years. Scand J Prim Health Care. 2001;19(3):163-9.

44. Yurgin N, Secnik K, Lage MJ. Antidiabetic prescriptons and glycemic control in german patients with type 2 diabetes mellitus: a retrospective database study. Clin Ther. 2007;29(2):316-25.

45. Andrade-Guzmán CP. Identificación y análisis de errores de medicación, según tipo y gravedad, en los procesos de prescripción, digitación y preparación de recetas en las unidades de farmacia de atención de pacientes hospitalizados y ambulatorios del Hospital Base de Puerto Monti. [Tesis de Licenciatura]. Universidad Austral de Chile, Valdivia. 2013.

46. Benjamin DM. Reducing medication errors and increasing patient safety: case studies in clinical pharmacology. J Clin Pharm. 2003;43(7):768-83.

47. Quinzler R, Gasse C, Schneider A, Kaufmann-Kolle P, Szecsenyi J, Haefeli WE. The frequency of inappropriate tablet splitting in primary care. Eur J Clin Pharm. 2006;62:1065-73.

48. Seiding HM, Schmitt SPW, Bruckner T, Kaltshmidt J, Pruszydlo MG, Senger C, et al. Patient-specific electronic decision support reduces prescription of excesive doses. Qual Saf Health Care. 2010;19(15):e15-22.

49. Villenueve J, Lamarre D, Lussier MT, Vanier MC, Genest J, Blais L. Physician-pharmacist collaborative care for dyslipidemia patients: knowledge and skills of community pharmacist. J Contin Educ Health Prof. 2009;29(4):201-8.

50. Khan GH, Aquil M, Pillar KK, Ahmad MA, Kapur P, Ain MR, et al. Therapeutic adherence: a prospective drug utilization study of oral hypoglycemic in patients with type 2 diabetes mellitus. Asian Pac J Trop Dis. 2014;4(Sup1):5347-52.

51. Castro-Ríos A, Reyes-Morales H, Pérez-Cuevas R. Evaluación de un programa de educación médica continua para la atención primaria en la prescripción de hipoglucémicos. Salud Púb Méx. 2008;50(Sup4):S445-52.

52. Durán-Arenas L, Salinas-Escudero G, Zubieta-Zavala A, Zendejas-Villanueva R, Zendejas-Villanueva J. Factores organizativos y profesionales asociados con la prescripción correcta de glibenclamida para el manejo de la diabetes mellitus tipo 2. Av Diabetol. 2012;28(4):95-101.

53. Gómez-García A, Soto-Paniagua JG, Álvarez-Aguilar C. Uso de hipoglucemiantes orales en pacientes con diabetes mellitus tipo 2. Aten Primaria. 2005;35(7):348-52.

54. Minó-León D, Reyes-Morales H, Jasso L, Vladislavovna-Doubova S. Physicians and pharmacists: collaboration to improve the quality of prescriptions in primary care in Mexico. Int J Clin Pharm. 2012;34(3):475-80.

55. Zavala-González MA, Posada-Arévalo SE, Barrera-Olán L, López-Mandujano C, Mirón-Carrera MT, Santiago-Naranjo P. Calidad de prescripción de hipoglucemiantes orales en una unidad médica familiar. Centro, Tabasco, México, 2009. Rev Mex Cienc Farm. 2011;42(3):42-9.

56. Casas-Gross S, Gross-Fernández M, Álvarez-González RM, Roldán-Malo de Molina R. Intervención educativa para mejorar la prescripción de nifedipina en un área de salud. Medisan. 2000;4(1):33-8.

57. Casas-Gross S, Gross-Fernández M, Roldán-Malo de Molina R, Álvarez-González RM, Sánchez-Guillaume JL. Prescripción de medicamentos antihipertensivos en un área de salud. Medisan. 2002;6(2):18-22.

58. García-Pérez A, Zayas-González M, Martínez-Fernández F. Comportamiento del uso de hipotensores en el Policlínico "Capitán Roberto Fleites". CorSalud. 2013;5(2):176-81.

59. Rodríguez-Ganen O, García-Milán AJ, BelkisYera-Alós I, Alonso-Carbonell L. Análisis de prácticas de prescripción y criterio médico sobre calidad y efectividad de la glibenclamida cubana. Rev Cubana Farm. 2008;42(2):1-10.

60. Minó-León D, Figueras A, Amato D, Laporte JR. Treatment of type 2 diabetes in primary health care: a drug utilization study. Ann Pharmacoth. 2005;39(3):441-5.

61. Sanz-Cuesta T, Escortell-Mayor E, Fernández-San Martín MI, López-Bilbao C, Medina-Bustillo B, Torres-Bouza C. Calidad del tratamiento farmacológico en pacientes con hiperlipidemia de 4 áreas de salud. Aten Primaria. 2000;26(6):368-73.

62. Segade-Buceta XM, Dosil-Díaz O. Adecuación de la prescripción de hipoglucemiantes y riesgo cardiovascular en pacientes con hipercolesterolemia. Gac Sanit. 2002;(16)4:318-23.

63. Taylor CT, Byrd DC, Krueger K. Improving primary care in rural Alabama with a pharmacy initiative. Am J Health Syst Pharm. 2003;60(11):1123-9.

64. Provin MP, Campos AP, Nielson SEO, Amaral RG. Atenção farmacêutica em Goiânia: inserção do farmacêutico na estratégia saúde da família. Saúde Soc. 2010;19(3):717-23.

Anexo 1. Matriz de extracción de datos para prescripciones inadecuadas y errores de prescripción

Primer autor, año	País	Enfermedad	Tipo de estudio	Definición de prescripción inadecuada	Prescripciones inadecuadas	Errores identificados
Casas, 2000 [56]	Cuba	Hipertensión arterial	Intervención	Prescripción no apegada a su posología o en combinación con medicamentos inadecuados	71.1%	54.9% dosis 39.2% interacciones 5.9% administración
Casas, 2002 [57]	Cuba	Hipertensión arterial	Esquema terapéutico	Prescripción no apegada a su posología o en combinación con medicamentos inadecuados	72.8%	70.2% medicamento 29.8% dosis
Castro, 2008 [51]	México	Diabetes mellitus	Intervención	Prescripción no apegada a la Guía de Práctica Clínica del Instituto Mexicano del Seguro Social para diabetes mellitus en 1er nivel de	90.5%	48.5% medicamento 37.6% dosis/intervalo/medicamento
Durán, 2012 [52]	México	Diabetes mellitus	Esquema terapéutico	Prescripción no acorde a la Norma Oficial Mexicana NOM-015-SSA2-1994, para la diabetes	60.4%	42% administración 25% dosis 7% intervalo
García, 2013 [58]	Cuba	Hipertensión arterial	Esquema terapéutico	Prescripción no apegada a la Guía de Práctica Clínica Nacional	10.2%	38.6% medicamento 100% intervalo
Gómez, 2005 [53]	México	Diabetes mellitus en no obesos	Esquema terapéutico	Prescripción no acorde a la Norma Oficial Mexicana NOM-015-SSA2-1994, para la diabetes	47.0%	No especificados
		Diabetes mellitus en obesos	Esquema terapéutico	Prescripción no acorde a la Norma Oficial Mexicana NOM-015-SSA2-1994, para la diabetes	75.0%	No especificados
Minó, 2005 [60]	España	Diabetes mellitus	Esquema terapéutico	Prescripción no acorde a la Guía de Práctica Clínica Catalana	59.0%	No especificados

Primer autor, año	País	Enfermedad	Tipo de estudio	Definición de prescripción inadecuada	Prescripciones inadecuadas	Errores identificados
Mino, 2012 [54]	México	Diabetes mellitus	Intervención	Prescripción no acorde a la posología del medicamento o con interacciones	29.4%	53.0% interacciones 19.1% dosis 17.0% intervalo 10.6% medicamento
Provin, 2010 [64]	Brasil	Hipertensión arterial y diabetes	Intervención	Prescripción no acorde a la posología del medicamento o con interacciones	No especificado	20% interacciones 14.0% medicamento 13.0% no adherencia
Rodríguez, 2008 [59]	Cuba	Diabetes mellitus	Esquema terapéutico	Prescripción no apegada a la Guía de Práctica Clínica Nacional	17.2%	55% dosis 40% administración 11.8% intervalo
Sanz, 2000 [61]	España	Dislipidemia	Esquema terapéutico	Prescripción no acorde al 2do Informe del National Cholesterol Education Program para la Hipercolesterolemia en Adultos	68.0%	No especificados
Segade, 2002 [62]	España	Dislipidemia	Esquema terapéutico	Prescripción no acorde a los criterios de Sheffield	55.8%	No especificados
Taylor, 2003 [63]	E.U.A.	Diabetes mellitus e hipertensión	Intervención	Prescripción no acorde a la Guía de Práctica Clínica de E.U.A. para la diabetes en atención primaria	No especificado	63.3% dosis 35.2% duración 33.3% indicación 29.1% efectividad 22.9% interacciones 11.9% duplicidad
Zavala, 2011 [55]	México	Diabetes mellitus	Esquema terapéutico	Prescripción no acorde a la Norma Oficial Mexicana NOM-015-SSA2-1994, para la diabetes	81.0%	61.0% intervalo 23.5% dosis/intervalo 15.4% medicamento

Fuente: Elaboración del autor.